Klassifikation maligner Tumoren

Herausgegeben von
P. Hermanek, Erlangen · Th. Junginger, Mainz · M. Klimpfinger, Wien
G. Wagner, Heidelberg · Ch. Wittekind, Leipzig

DEUTSCHE
KREBSGESELLSCHAFT E.V.

Springer-Verlag Berlin Heidelberg GmbH

P. Drings · J. Hasse
P. Hermanek · G. Wagner

Klassifikation maligner Thoraxtumoren

Lunge · Pleura · Mediastinum

Mit 32 Abbildungen und 50 Tabellen

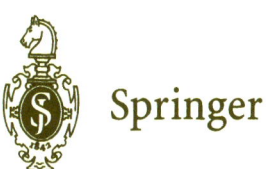

Springer

Prof. Dr. med. P. Drings
Thoraxklinik Heidelberg gGmbH
Abt. Innere Medizin – Onkologie
Amalienstraße 5
69126 Heidelberg
Deutschland

Prof. Dr. med. Dr. h. c. P. Hermanek
Universität Erlangen-Nürnberg
Chirurgische Klinik mit Poliklinik
Krankenhausstraße 12
91054 Erlangen
Deutschland

Prof. Dr. med. J. Hasse
Universität Freiburg
Chirurgische Klinik
Abt. Thoraxchirurgie
Hugstetter Straße 55
79106 Freiburg
Deutschland

Prof. Dr. med. G. Wagner
DKFZ
Im Neuenheimer Feld 280
69120 Heidelberg
Deutschland

ISBN 978-3-540-43119-0   ISBN 978-3-642-55603-6 (eBook)
DOI 10.1007/978-3-642-55603-6

Bibliografische Information Der Deutschen Bibliothek
Die Deutsche Bibliothek verzeichnet diese Publikation in der Deutschen Nationalbibliografie; detaillierte bibliographische Daten sind im Internet über <http://dnb.ddb.de> abrufbar.

Dieses Werk ist urheberrechtlich geschützt. Die dadurch begründeten Rechte, insbesondere die der Übersetzung, des Nachdrucks, des Vortrags, der Entnahme von Abbildungen und Tabellen, der Funksendung, der Mikroverfilmung oder der Vervielfältigung auf anderen Wegen und der Speicherung in Datenverarbeitungsanlagen, bleiben, auch bei nur auszugsweiser Verwertung, vorbehalten. Eine Vervielfältigung dieses Werkes oder von Teilen dieses Werkes ist auch im Einzelfall nur in den Grenzen der gesetzlichen Bestimmungen des Urheberrechtsgesetzes der Bundesrepublik Deutschland vom 9. September 1965 in der jeweils geltenden Fassung zulässig. Sie ist grundsätzlich vergütungspflichtig. Zuwiderhandlungen unterliegen den Strafbestimmungen des Urheberrechtsgesetzes.

http://www.springer.de/medizin

© Springer-Verlag Berlin Heidelberg 2003
Ursprünglich erschienen bei Springer-Verlag Berlin Heidelberg New York 2003

Die Wiedergabe von Gebrauchsnamen, Handelsnamen, Warenbezeichnungen usw. in diesem Werk berechtigt auch ohne besondere Kennzeichnung nicht zu der Annahme, dass solche Namen im Sinne der Warenzeichen- und Markenschutz-Gesetzgebung als frei zu betrachten wären und daher von jedermann benutzt werden dürften.

Produkthaftung: Für Angaben über Dosierungsanweisungen und Applikationsformen kann vom Verlag keine Gewähr übernommen werden. Derartige Angaben müssen vom jeweiligen Anwender im Einzelfall anhand anderer Literaturstellen auf ihre Richtigkeit überprüft werden.

Herstellung: PRO EDIT GmbH, Heidelberg
Umschlaggestaltung: de'blik, Berlin
Satzarbeiten: K. Detzner, Speyer

Gedruckt auf säurefreiem Papier   SPIN: 10678172   22/3160 hs   5 4 3 2 1 0

Vorwort der Reihenherausgeber

Nicht immer wird realisiert, dass eine zeitgemäße klinische Onkologie eine exakte standardisierte Tumorklassifikation erfordert. Dies begründet sich zunächst im Streben der modernen Onkologie nach differenziertem und individualisiertem Vorgehen, das der speziellen Situation des Patienten und seines Tumors angepasst ist. Das Ziel ist eine „Therapie nach Maß", eine „histologie- und stadiengerechte Therapie" und mit zunehmenden Kenntnissen über die Tumorbiologie in Zukunft eine „biologiegerechte Therapie", die sowohl ein Zuwenig als auch ein Zuviel vermeidet. Voraussetzung hierfür ist eine sorgfältige Tumorklassifikation, die möglichst verlässliche Auskunft über die Ausbreitung des Tumors zum Zeitpunkt der Diagnose und das biologische Verhalten, damit über die voraussichtliche Prognose gibt. Die wichtigste Aufgabe der Tumorklassifikation besteht somit in der Hilfestellung für eine der Situation angepasste Therapie. Tumorklassifikation dient somit primär und direkt der Betreuung unserer Patienten.

Schon lange bevor jedermann von Globalisierung sprach, war der internationale Austausch der Erfahrungen eine Selbstverständlichkeit in der Medizin, insbesondere auch in der Onkologie. Ein solcher Erfahrungsaustausch ist nur möglich, wenn das Krankengut nach international festgelegten standardisierten Kriterien beschrieben und eine einheitliche Klassifikation der Tumoren vorgenommen wird. Die ersten Bemühungen um eine international einheitliche Tumorklassifikation finden wir in den Dreißigerjahren des vorigen Jahrhunderts in Form der Aktivitäten des Völkerbundes um eine klinische Stadieneinteilung gynäkologischer Karzinome. 1943 begannen die Bemühungen um eine international einheitliche Beschreibung der anatomischen Ausbreitung der Tumoren vor Therapie durch das TNM-System, das seit nunmehr vielen Jahren von der UICC und den nationalen TNM-Komitees betreut und weiterentwickelt wird. Die WHO beschäftigt sich seit den Sechzigerjahren mit einer international einheitlichen histologischen Klassifikation der Tumoren und seit 1976 mit der

Entwicklung entsprechender Verschlüsselungssysteme (ICD-O) für Lokalisation und Histomorphologie der Tumoren.

Heute verfügen wir für alle wesentlichen Aspekte der Tumorklassifikation über international festgelegte Kriterien. Ihre Anwendung ist für die Vergleichbarkeit von onkologischen Daten unerlässlich und auch eine Voraussetzung für ein institutionsübergreifendes Qualitätsmanagement im regionalen und nationalen Bereich.

Selbstverständlich sind die aktuellen internationalen Empfehlungen zur Tumorklassifikation nicht immer der Weisheit letzter Schluss. Sie werden daher auch regelmäßig überprüft und neuen Ergebnissen in Diagnose und Therapie angepasst. Alle onkologisch Interessierten sind aufgefordert, an der Weiterentwicklung der Tumorklassifikation aufgrund sorgfältig erhobener Daten mitzuarbeiten. Wer glaubt, bessere Klassifikationsschemata zu besitzen, kann und soll diese natürlich anwenden und hierzu Daten sammeln, aber stets nur zusätzlich zu den geltenden internationalen Klassifikationen.

Der vorliegende Band setzt die im Auftrag der Deutschen Krebsgesellschaft herausgegebene Buchreihe, in der die Klassifikation maligner Tumoren verschiedener Organe bzw. Organsysteme systematisch und entsprechend den neuesten internationalen Standards dargestellt werden soll, fort. Dabei wird die Klassifikation der Lokalisation, der Histomorphologie (Typing, Grading), der anatomischen Ausbreitung vor Therapie (TNM, pTNM) und nach Therapie (R-Klassifikation) behandelt; je nach Entität werden auch klinisch relevante makroskopische und molekularpathologische bzw. genetische Klassifikationen dargestellt. Die sich hieraus ergebenden Folgerungen für die Diagnostik und für die Therapie werden in Form von Tabellen und klinischen Algorithmen zusammengefasst. Schließlich werden Übersichten über Prognosefaktoren und über die Dokumentation der Tumorklassifikation mit eingeschlossen.

Herausgeber und Autoren hoffen, damit Klinikern und Pathologen, die Krebskranke betreuen, Hilfestellung bei den nicht immer einfachen Fragen der Tumorklassifikation zu geben. Die Buchreihe soll auch Ärzten, Dokumentaren und Informatikern in klinischen Krebsregistern, Tumorzentren, onkologischen Schwerpunkten, Nachsorgeregistern und epidemiologischen Krebsregistern als Informationsquelle dienen. Oberstes Ziel bleibt die national und international standardisierte exakte Tumorklassifikation als Voraussetzung einer der jeweiligen Situation angepassten Tumortherapie und eines institutionsübergreifenden Qualitätsmanagements.

Oktober 2002 P. Hermanek, Erlangen; Th. Junginger, Mainz;
M. Klimpfinger, Wien; G. Wagner, Heidelberg;
Ch. Wittekind, Leipzig

Inhaltsverzeichnis

Einführung 1

Prinzipien der Klassifikation maligner Tumoren 1

I Maligne Tumoren der Lunge 7

1 Zur Anatomie 9
1.1 Lokalisation des Primärtumors 9
1.2 Regionäre Lymphknoten 11

2 Makroskopischer Tumortyp 14

3 Histomorphologie 16
3.1 Systematik des Typings 16
3.2 Paraneoplastische Syndrome bei Lungenkarzinomen 29
3.3 Alphabetisches Verzeichnis
     der malignen epithelialen Tumoren
     und der lungenspezifischen malignen Weichteiltumoren
     mit Definitionen und Hinweisen zur Klinik 30
3.4 Alphabetische Liste von Synonymen maligner Tumortypen
     und Vorläuferläsionen sowie veralteter
     und obsoleter Bezeichnungen 48
3.5 Grading 51
3.6 Histologisches Regressionsgrading 52

4 Anatomische Ausbreitung vor Therapie 54
4.1 TNM/pTNM-Klassifikation für Lungenkarzinome 54

4.2	Häufig verwendete Bezeichnungen, die auf TNM/pTNM beruhen	68
4.3	Limited versus Extensive Disease	69
5	**Anatomische Ausbreitung nach Therapie**	72
5.1	Residualtumor-(R-)Klassifikation	72
5.2	Japanische „Curativity"-Klassifikation	74
5.3	Japanische Klassifikation der Lymphknotendissektionen	74
6	**Multidimensionale Klassifikation in Prognosegruppen**	77
6.1	CST-(Composite-Clinical-Severity-TNM-)System	77
6.2	Prognostic-Factor Risk Index	80
6.3	Manchester-Score	81
6.4	Prognostic-Staging-System für kleinzellige Karzinome	82
6.5	Marburger Prognosegruppen	84
7	**Klinische Anwendung: Algorithmen zu Diagnose und Therapie**	85
7.1	Diagnostik	85
7.2	Therapie des kleinzelligen Karzinoms	87
7.3	Therapie des nichtkleinzelligen Karzinoms	89
7.4	Endoskopische Therapieverfahren	93
7.5	Therapie des Karzinoidtumors	94
8	**Prognosefaktoren**	95
8.1	Kleinzelliges Lungenkarzinom	96
8.2	Nichtkleinzellige Lungenkarzinome (ausgenommen Karzinoidtumoren)	99
8.3	Molekulare und biologische Prognosefaktoren beim Lungenkarzinom	103
8.4	Karzinoidtumoren	104
9	**Klinische Information für die histopathologische Untersuchung**	105
10	**Dokumentation**	110
10.1	Minimaldokumentation	110
10.2	Dokumentation der histopathologischen Begutachtung	111
10.3	Erweiterte Dokumentation	114
	Literatur	117

| II | **Maligne Tumoren der Pleura** . . . . | 123 |

| 1 | **Zur Anatomie** . . . . | 125 |

| 2 | **Makroskopische Klassifikation** . . . . | 126 |

3	**Histomorphologie (Typing und Grading)**	127
3.1	Systematik des Typings	127
3.2	Sicherheit der Mesotheliomdiagnose	128
3.3	Alphabetisches Verzeichnis der anerkannten pleuracharakteristischen malignen Tumortypen mit Definitionen und Hinweisen zur Klinik	129
3.4	Alphabetische Liste der Synonyme für pleuracharakteristische Tumortypen	132
3.5	Grading	133

4	**Anatomische Ausbreitung vor Therapie (TNM/pTNM)** . . .	134
4.1	TNM/pTNM-Klassifikation der UICC für maligne Pleuramesotheliome	134
4.2	Klinische Stadiengruppierung	142
4.3	Definitive Stadiengruppierung	143
4.4	C-Faktor	145
4.5	Stagingsystem für lokalisierte fibröse Tumoren der Pleura .	145

| 5 | **Tumorausbreitung nach Therapie: Residualtumor- (R-) Klassifikation** . . . . | 146 |

| 6 | **Stadieneinteilung kombiniert mit R-Klassifikation nach Sugarbaker et al. 1999** . . . . | 147 |

7	**Klinische Anwendung: Algorithmen zu Diagnose und Therapie**	148
7.1	Diagnostik des malignen Pleuramesothelioms	148
7.2	Therapie des malignen Pleuramesothelioms	150
7.3	Diagnostik des malignen lokalisierten fibrösen Pleuratumors	154
7.4	Therapie des malignen lokalisierten fibrösen Pleuratumors	155

8	**Prognosefaktoren**	156
8.1	Malignes Mesotheliom	156
8.2	Maligner lokalisierter fibröser Tumor	157
9	**Klinische Information für die histopathologische Untersuchung**	158
10	**Dokumentation**	159
10.1	Minimaldokumentation	159
10.2	Erweiterte Dokumentation	160
	Literatur	161

III Maligne Tumoren des Mediastinums ... 165

1	**Zur Anatomie**	167
2	**Übersicht über die im Mediastinum vorkommenden malignen Tumoren**	169
3	**Übersicht über die Klassifikation der Tumorausbreitung**	170
3.1	Anatomische Ausbreitung vor Therapie	170
3.2	Anatomische Ausbreitung nach Therapie	174
4	**Maligne epitheliale Tumoren des Thymus**	175
4.1	Allgemeines zur histologischen Klassifikation	175
4.2	Benignität und Malignität	176
4.3	ABC-Klassifikation der epithelialen Thymustumoren	177
4.4	Beziehungen zwischen WHO-Klassifikation, amerikanischer und europäischer Klassifikation maligner epithelialer Thymustumoren	178
4.5	Systematik der malignen epithelialen Thymustumoren nach WHO	178
4.6	Häufigkeit der einzelnen histologischen Typen maligner epithelialer Thymustumoren	182
4.7	Grading der malignen epithelialen Thymustumoren	182
4.8	Zur Klinik	182
4.9	Prognose	183

5	**Maligne neuroendokrine Tumoren des Thymus**	186
5.1	Tumortypen	186
5.2	Klinik	188
5.3	Prognose	189
6	**Maligne Tumoren des Herzens**	190
7	**Sonstige maligne Tumoren des Mediastinums**	192
7.1	Maligne Keimzelltumoren (germinale Tumoren)	192
7.2	Maligne neurogene Tumoren	194
7.3	Sonstige maligne mesenchymale Tumoren	194
7.4	Ektopische Schilddrüsen- und Nebenschilddrüsentumoren	195
8	**Klinische Anwendung: Algorithmen zu Diagnose und Therapie**	196
8.1	Diagnostik	196
8.2	Therapie maligner epithelialer und neuroendokriner Thymustumoren	197
8.3	Therapie maligner Tumoren des Herzens	199
8.4	Therapie sonstiger maligner Mediastinaltumoren	201
9	**Klinische Information für die histopathologische Untersuchung**	204
10	**Dokumentation**	205
10.1	Minimaldokumentation	205
10.2	Erweiterte Dokumentation	206
	Literatur	207
	Sachverzeichnis	213

Einführung

Prinzipien der Klassifikation maligner Tumoren

Die Klassifikation maligner Tumoren hat 2 wichtige klinische Aufgaben: Sie ist erstens für die Wahl einer differenzierten, der jeweiligen individuellen Situation angepassten Therapie (sog. histologie- und stadiengerechte Krebstherapie) erforderlich und zweitens eine wesentliche Voraussetzung für eine vergleichbare Analyse der Therapieergebnisse und ein darauf beruhendes Qualitätsmanagement in der Onkologie.

Die Therapieergebnisse einer bestimmten Institution oder Region müssen mit anderen nationalen und internationalen Ergebnissen vergleichbar sein. Dafür ist eine Klassifikation der Tumoren nach einheitlichen, internationalen Regeln unerlässlich.

Wer seine Tumoren nach individuellen und nicht nach internationalen Usancen klassifiziert, macht einen Vergleich mit der internationalen Gemeinschaft unmöglich und erweckt den Verdacht, dass er diesen Vergleich scheut. Oberster Grundsatz jeder Tumorklassifikation ist es daher, anerkannte internationale Regeln einzuhalten.

Jedem, der glaubt, bessere Klassifikationsvorschläge zu haben, steht frei, diese zur verwenden, jedoch nur zusätzlich zu den internationalen Regeln.

Was umfasst die Tumorklassifikation?

Jede Tumorklassifikation berücksichtigt folgende 4 Kategorien:

1. Topographie: befallene(r) anatomische(r) Bezirk(e) und Unterbezirk(e)
2. Histomorphologie:
    a) Histologischer Typ (Typing)
    b) Histologischer Differenzierungsgrad (Grading)

c) Im Falle einer neoadjuvanten Therapie: Ausmaß der regressiven Veränderungen am Tumor (histologisches Regressionsgrading)
3. Tumorausbreitung vor Therapie; prätherapeutisch und ggf. nach Tumorresektion beurteilt
4. Tumorausbreitung nach Therapie (verbleibender Residualtumor?)

Tumorlokalisation

Für die Beschreibung der Tumorlokalisation ist der Topographieteil der ICD-O (International Classification of Diseases for Oncology) maßgebend, der in deutscher Übersetzung (und teilweiser Erweiterung) als *Tumorlokalisationsschlüssel* (5. Aufl.; Wagner 1993) vorliegt. Er beschreibt die anatomischen Bezirke und Unterbezirke mit einem 3-, zum Teil auch 4-stelligen Schlüssel (z. B. C34.1 für Lungenoberlappen oder C38.41 für Pleura parietalis).

Histologisches Typing

Für die Bestimmung des histologischen Typs maßgeblich ist die von der WHO in zahlreichen Einzelbänden (sog. „blue books") für die verschiedenen Organe bzw. Organsysteme herausgegebene International *Histological Classification of Tumours* (WHO 1981ff) sowie die seit 1997 erscheinende neue Reihe *WHO International Classification of Tumours/Pathology and Genetics* (WHO 1997ff). Für Tumoren, für die solche WHO-Klassifikationen nicht oder nicht in neuerer Auflage existieren, werden die Bände der 3. Serie des Tumoratlas des Armed Forces Institute of Pathology (AFIP 1991ff) verwendet; in einzelnen Fällen sind auch andere Publikationen heranzuziehen. Die Kodierung der verschiedenen Tumortypen maligner Tumoren erfolgt nach dem Morphologieteil der ICD-O (Fritz et al. 2000).

Histologisches Grading

Im Allgemeinen erfolgt das Grading entsprechend den Vorschlägen, die in den Bänden der WHO-Klassifikation (WHO 1981ff, 1997ff) publiziert sind. Bei einzelnen Organtumoren haben sich hierfür detaillierte Empfehlungen weitgehend durchgesetzt. Sie sind in der *Organspezifischen Tumordokumentation* (Wagner u. Hermanek 1995; Wagner et al. 2002ff) bzw. in den von der Deutschen Krebsgesellschaft im Rahmen der Buchreihe Qualitätssicherung in der Onkologie herausgegebenen Standards zu Diagnose und Therapie (Deutsche Krebsgesellschaft 1995ff) dargestellt.

Histologisches Regressionsgrading

Hierfür gibt es bisher keine internationalen Empfehlungen. Daher soll auch diesbezüglich den Vorschlägen der Organspezifischen Tumordokumentation (Wagner u. Hermanek 1995; Wagner et al 2002ff) bzw. den Empfehlungen der Deutschen Krebsgesellschaft gefolgt werden.

Tumorausbreitung vor Therapie

Die anatomische Ausbreitung vor Therapie wird für die meisten soliden Tumoren durch das TNM-System beschrieben (UICC 1997a, b, 2002). Dabei wird zwischen einer klinischen Klassifikation (TNM) und einer pathologischen Klassifikation (pTNM) unterschieden. Die Letztere lässt sich in einigen Fällen schon prätherapeutisch, meistens aber erst nach Tumorresektion vornehmen; sie beschreibt aber auch in letzterem Fall die Situation vor der Therapie.

Für solide Tumoren, für die es keine TNM-Klassifikation gibt, erfolgt eine einfache Beschreibung in nachstehenden Kategorien (Dudeck et al. 1999):

- in situ (nichtinvasiv, intraepithelial),
- lokalisiert (begrenzt auf das Ursprungsorgan),
- regionär (Metastasierung in regionäre Lymphknoten und/oder direkte kontinuierliche Ausbreitung auf die Nachbarschaft),
- Fernmetastasen (einschließlich Metastasen in nichtregionäre Lymphknoten).

Für Lymphome wird die aktualisierte Ann-Arbor-Klassifikation (UICC 1997a, b, 2002) verwendet; bei einzelnen Systemerkrankungen kommen kombinierte Klassifikationssysteme, die z. T. auch die anatomische Ausbreitung berücksichtigen, zur Anwendung (Übersicht bei Dudeck et al. 1999).

Tumorausbreitung nach Therapie

Ob nach der Therapie im Organismus Tumorgewebe zurückgeblieben ist, wird in der Residualtumor- (R-)Klassifikation (Dudeck et al. 1999; UICC 1997a, b, 2002) festgehalten. Dabei werden sowohl lokoregionär verbleibende Tumorreste als auch solche in Form belassener Fernmetastasen erfasst.

Die R-Klassifikation spiegelt die Effekte der Therapie wider, beeinflusst das weitere therapeutische Vorgehen und liefert die zuverlässigsten Voraussagen zur Prognose.

Die Kategorien der R-Klassifikation sind:

- R0: Kein Residualtumor
- R1: Mikroskopischer Residualtumor
- R2: Makroskopischer Residualtumor
    - R2a: Makroskopischer Residualtumor, mikroskopisch nicht gesichert
    - R2b: Makroskopischer Residualtumor, mikroskopisch gesichert
- RX: Vorhandensein von Residualtumor kann nicht beurteilt werden.

Die R-Klassifikation berücksichtigt sowohl klinisch (prä- und intraoperativ) erhobene Befunde als auch histopathologische Befunde am Tumorresektat und/oder Biopsien aus dem Tumorbett und/oder zurückgelassenen fernmetastasenverdächtigen Bereichen. Die R-Klassifikation kann daher nur in engem Zusammenwirken von Klinikern und Pathologen vorgenommen werden. Stets sollte auch die Lokalisation des Residualtumors (lokoregionär, Fernmetastasen, beides) festgehalten werden.

Dokumentation

In den Bänden dieser Reihe werden nur solche Sachverhalte zur Dokumentation vorgeschlagen, die für die Klassifikation des jeweiligen Tumors nach ICD-O und TNM wichtig sind. Die meisten dieser Items sind bereits in der als „Minimaldokumentation" konzipierten „Basisdokumentation für Tumorkranke" (Dudeck et al. 1999) enthalten.

Literatur

Armed Forces Institute of Pathology (AFIP) (1991ff) Atlas of tumour pathology, 3rd series. AFIP, Washington DC

Deutsche Krebsgesellschaft (1995ff) Qualitätssicherung in der Onkologie. 3. Diagnostische Standards, 4. Therapeutische Standards, 5. Diagnostische und therapeutische Standards. W. Zuckschwerdt, München Bern Wien New York

Dudeck J, Wagner G, Grundmann E, Hermanek P (1999) Basisdokumentation für Tumorkranke, 5. Aufl. ADT-Tumordokumentation in Klinik und Praxis 1. W. Zuckschwerdt, München Bern Wien New York

Fritz A, Percy C, Jack A, Shanmugaratnam K, Sobin L, Parkin DM, Whelan S (2000) International Classification of Diseases for Oncology (ICD-O), 3rd edn. WHO, Geneva

UICC (Wittekind Ch, Wagner G, Hrsg) (1997a) TNM-Klassifikation maligner Tumoren, 5. Aufl. Springer, Berlin Heidelberg New York Tokyo

UICC (Hermanek P, Hutter RVP, Sobin LH, Wagner G, Wittekind Ch, Hrsg) (1997b) TNM-Atlas. Illustrierter Leitfaden zur TNM-/pTNM-Klassifikation maligner Tumoren, 4. Aufl. Springer, Berlin Heidelberg New York Tokyo

UICC (Wittekind Ch, Meyer H-J, Bootz F, Hrsg) (2002) TNM-Klassifikation maligner Tumoren, 6. Aufl. Springer, Berlin Heidelberg New York Tokyo

Wagner G (1993) Tumorlokalisationsschlüssel, 5. Aufl. ADT-Tumordokumentation in Klinik und Praxis, Band 3. Springer, Berlin Heidelberg New York Tokyo

Wagner G, Hermanek P (1995) Organspezifische Tumordokumentation. ADT-Tumordokumentation in Klinik und Praxis, Bd. 2. Springer, Berlin Heidelberg New York Tokyo

Wagner G, Hermanek P, Wittekind Ch, Sinn HP (2002ff) Organspezifische Tumordokumentation, 2. Aufl. Empfehlungen zu Dokumentationsinhalten für Studien. Internetfassung („OTD-2-Internet"). Deutsche Krebsgesellschaft, Frankfurt (Main), http://www.Krebsgesellschaft.de/ISTO

WHO (1981ff) International Histological Classification of Tumours, 2nd edn. Vol 1, 2 (1981) WHO, Geneva; weitere Bände (1988ff), Springer, Berlin Heidelberg New York Tokyo

WHO (1997ff) International Classification of Tumours. Pathology and Genetics. IARC Press, Lyon

Maligne Tumoren der Lunge

1 Zur Anatomie

Das Karzinom, das sich in der Lunge ausbreitet, wird teils Lungen-, teils Bronchialkarzinom bzw. bronchogenes Karzinom genannt. Der Ausgangspunkt liegt im Epithel der Bronchien, in den Bronchialdrüsen oder in der bronchioloalveolären Innenauskleidung. Die Tumoren liegen primär ganz überwiegend in den intrapulmonalen Bronchialabschnitten und sind daher Tumoren des Organs Lunge. In Übereinstimmung mit der Nomenklatur der WHO (Travis et al. 1999) sprechen wir daher im Folgenden von Lungenkarzinomen.

1.1 Lokalisation des Primärtumors

Für jeden Lungentumor soll die Lage des Tumors im Lappen festgehalten werden. Nach der ICD-O (Fritz et al. 2000; Wagner 1993) sind hierfür folgende Code-Nummern vorgesehen:

- Oberlappen (einschließlich Lingula): C34.1,
- Mittellappen: C34.2,
- Unterlappen: C34.3,
- Zwei oder mehr befallene Lappen: C34.8.

Ein Übergreifen des Tumors auf Hauptbronchus oder Carina wird bei der Einordnung nach der Lokalisation nicht berücksichtigt, vielmehr in der T/pT-Klassifikation erfasst.

Zusätzlich soll, sofern der Tumor nicht in einem Lappenbronchus, sondern peripherer lokalisiert ist, das Ausgangssegment dokumentiert werden. Hierfür ist die internationale anatomische Terminologie (FCAT 1998) maßgebend (Tabelle I.1.1 und Abb. I.1.1).

I. Tumoren der Lunge

Tabelle I.1.1. Lungenlappen und Segmentbronchien. Internationale anatomische Nomenklatur (FCAT 1998)

Lappen	Bronchus segmentalis	
Rechts		
Oberlappen	I.	apicalis
	II.	posterior
	III.	anterior
Mittellappen	IV.	lateralis
	V.	medialis
Unterlappen	VI.	superior
	VII.	basalis medialis; cardiacus
	VIII.	basalis anterior
	IX.	basalis lateralis
	X.	basalis posterior
Links		
Oberlappen	I.+II.	apicoposterior
	III.	anterior
Lingula	IV.	lingularis superior
	V.	lingularis inferior
Unterlappen	VI.	superior
	VIII.	basalis anterior
	IX.	basalis lateralis
	X.	basalis posterior

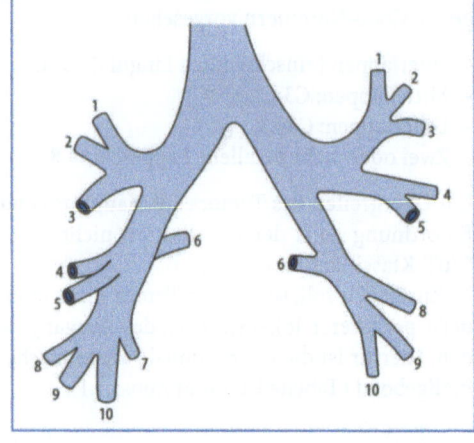

Abb. I.1.1. Segmente, internationale anatomische Terminologie (FCAT 1998: vgl. Tabelle I.1.1). In der Internationalen anatomischen Terminologie (FCAT 1998) ist auch für die linke Lunge ein Segment VII (basalis medialis, cardiacus) angegeben, ebenso im anatomischen Bildwörterbuch (Feneis 1993). Tatsächlich fehlt dieses aber (Rohen u. Yokochi 1983, JLCS 2000)

1.2 Regionäre Lymphknoten
(UICC 1997, 1998, 2002)

Der Lymphabfluss aus der Lunge erfolgt über ein oberflächliches subpleurales Lymphgefäßnetz und ein tiefes parenchymatös-peribronchiales Lymphgefäßsystem, wobei beide vielfach miteinander anastomosieren.

Der Hauptabfluss erfolgt zu den Lymphknoten am Lungenhilus und im oberen und unteren Mediastinum (Schirren et al. 1996, 1998). Ein Seitenweg zieht über das Lig. pulmonale und durch das Zwerchfell auch zu Lymphknoten an der A. gastrica sinistra und am Truncus coeliacus (Hoffmann 1959). Bei etwa 20–25% aller Patienten mit mediastinaler Metastasierung ist diese bilateral oder nur kontralateral. Kontralaterale Metastasierung kommt bei jeder Tumorlokalisation vor, allerdings in unterschiedlicher Häufigkeit, am häufigsten bei Tumoren des linken Unterlappens, am seltensten bei Tumoren des rechten Unter- und Oberlappens (Hermanek u. Gall 1979). Mit sog. Skipping (Überspringen) von Lymphknoten ist zumindest bei mehr als 20% aller Patienten mit regionären Lymphknotenmetastasen zu rechnen (Bonner et al. 1999), in manchen Untersuchungen in Abhängigkeit von der Tumorlokalisation teilweise auch wesentlich häufiger (Lit. bei Schirren et al. 1994, 1996).

Die regionären Lymphknoten für Lungentumoren sind die intrathorakalen Lymphknoten sowie die Skalenus- und die supraklavikulären Lymphknoten. Die intrathorakalen Lymphknoten werden in 14 Stationen unterteilt, die von UICC, AJCC, American Thoracic Society und japanischem TNM-Komitee identisch definiert sind (Tabelle I.1.2), aber grafisch im Naruke-Schema (Abb. I.1.2) und vom AJCC (Abb. I.1.3) etwas unterschiedlich dargestellt werden. Auf gewisse Schwierigkeiten bei der praktischen Zuordnung der Lymphknoten zu den verschiedenen Stationen haben kürzlich Watanabe et al. (2002) hingewiesen.

In der japanischen Klassifikation (JLCS 2000) werden einige Lymphknotenstationen noch weiter unterteilt:

- 11 rechts:
    - 11s obere interlobäre LK an Teilung des Ober- und Mittellappenbronchus
    - 11i untere interlobäre LK an Teilung des Mittel- und Unterlappenbronchus
- 12:
    - 12u LK am Oberlappenbronchus
    - 12m LK am Mittellappenbronchus
    - 12l LK am Unterlappenbronchus

I. Tumoren der Lunge

Tabelle I.1.2. Lymphknotenstationen und Lymphknotengruppen

Stationen	Gruppen	
(1) Höchste (oberste) mediastinale (2) Paratracheale (obere paratracheale) (3) Prätracheale (3a) Vordere (anteriore) mediastinale (3b) Retrotracheale (hintere) mediastinale (4) Tracheobronchiale (untere paratracheale) (inklusive sog. Azygoslymphknoten)	Obere mediastinale LK	Mediastinale LK
(5) Subaortale (Lymphknoten im Aortenfenster) (6) Paraaortale (Lymphknoten an Aorta ascendens oder phrenische Lymphknoten)	Aortale Lymphknoten	
(7) Subkarinale (8) Parösophageale (unter Carina) (9) Lymphknoten im Lig. pulmonale	Untere mediastinale LK	
(10) Hiläre (am Stammbronchus) (11) Interlobäre (12) Lobäre	Hiläre LK	N1-LK
(13) Segmentale (14) Subsegmentale	Peribronchiale (intrapulmonale) LK	

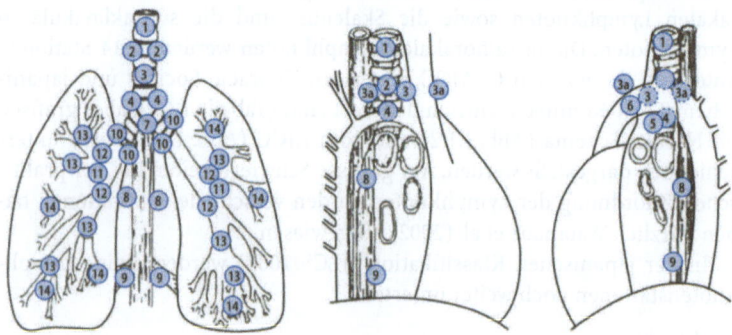

Abb. I.1.2. Intrathorakale Lymphknoten nach dem sog. Naruke-Schema. (Aus UICC 1999.)

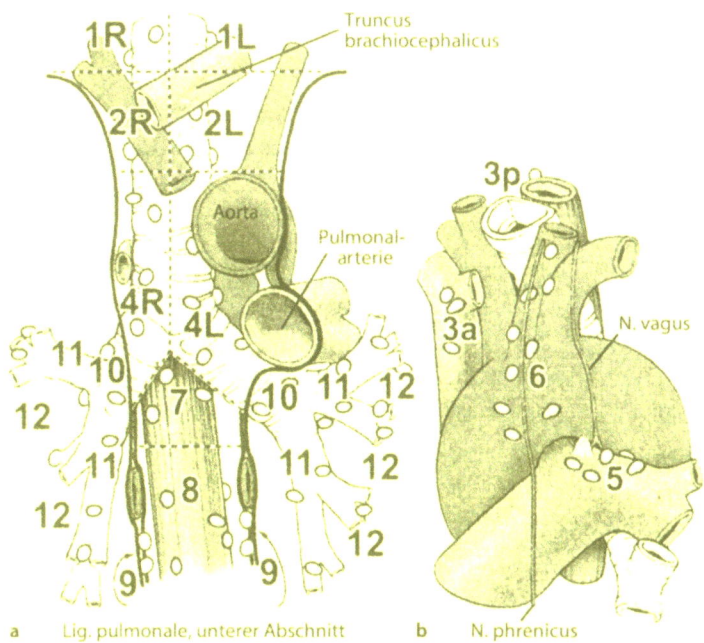

Abb. I.1.3. Intrathorakale Lymphknoten nach dem Schema des AJCC 2002. (Aus AJCC 2002.)

2 Makroskopischer Tumortyp

Der makroskopische Tumortyp wird entweder nach dem bronchoskopischen Erscheinungsbild oder nach den Ergebnissen bildgebender Verfahren und der makroskopischen Beurteilung am Tumorresektat beschrieben.

Die *bronchoskopischen Tumortypen* sind:

- polypöser (intraluminaler) Typ,
- ulzerierter Typ,
- szirrhös-stenosierender Typ.

Bei Frühkrebsen (pT1N0, s. S. 68) wird in Japan zwischen „thickened type" (leichte Verdickung der Schleimhaut), „nodular type" (mehr als 2 mm erhabener sessiler Tumor) und „polypoid type" (gestielter polypöser Tumor) unterschieden (JSLC 2000).

Nach der *Beurteilung in bildgebenden Verfahren* und der *makroskopischen Erscheinungsform am Tumorresektat* werden folgende Typen unterschieden:

- zentral-intermediärer (hilusnaher) Typ (etwa 70% aller Lungenkarzinome):
- Tumoren mit Ausgang von Lappen- oder Segmentbronchien (zentrale Tumoren im engeren Sinn) bzw. von den Teilungsstellen der Segmentbronchien oder Subsegmentbronchien (intermediäre Tumoren);
- peripherer Rundherd (einschließlich der seltenen unter dem Bild einer Kaverne auftretenden Plattenepithelkarzinome);
- diffus-infiltrierender (pneumonieähnlicher) Typ (histologisch fast immer bronchioloalveoläre Karzinome oder Adenokarzinome vom Mischtyp);
- (sehr selten) mesotheliomähnlicher Typ mit flächenhafter subpleuraler Ausbreitung.

Eine besondere Form, die auch für die Therapiewahl von Bedeutung ist, ist der *Sulcus-superior-Tumor*. Es handelt sich um ein peripheres, meist an der Lungenspitze gelegenes subpleural entstandenes Lungenkarzinom, das über eine vorbestehende oder tumorinduzierte Pleuraschwarte in die Brustwand einwächst. Durch Kompression und Infiltration des Halssympathikus kann ein Horner-Syndrom mit ipsilateraler Miosis, Oberlidptose und Enophthalmus entstehen. In diesem Fall wird von *Pancoast-Tumor* oder Pancoast-Syndrom gesprochen.

Eine weitere Sonderform ist das sog. Narbenkarzinom, das durch ausgedehnte Narbenbildung gekennzeichnet ist (s. S. 27).

3 Histomorphologie

3.1 Systematik des Typings

Grundprinzipien

Maßgeblich ist die 3. Auflage der WHO-Klassifikation (Travis et al. 1999), die in Zusammenarbeit mit der International Association for the Study of Lung Cancer (IASLC) erarbeitet wurde. Grundlage sind die konventionellen histologischen Methoden einschließlich Muzin- und Keratinfärbungen. Sehr frühe Differenzierungszeichen, die nur durch Elektronenmikroskopie oder Immunhistochemie erkennbar sind, werden für die Bestimmung des Tumortyps nicht berücksichtigt. Zwischen den verschiedenen Tumortypen bestehen auch molekularpathologische bzw. genetische Unterschiede (Übersicht bei Müller et al. 1998, 1999; Travis et al. 1999; Wiethege et al. 2000; Wolf u. Havemann 2001), die jedoch für die Typisierung nicht (noch nicht?) verwertet werden.

Etwa 50% aller Lungenkarzinome zeigen schon bei konventioneller lichtmikroskopischer Untersuchung unterschiedliche Strukturen (Hermanek 1989; Müller u. Fisseler-Eckhoff 1998; Travis et al.1999). Gerade diese große, lange bekannte morphologische Heterogenität hat viel zu der Problematik der histologischen Klassifikation mit ihren unterschiedlichen Ergebnissen beigetragen (Feinstein et al. 1970; Salzer 1967; Salzer u. Kutschera 1989; Wuketich et al. 1984). Es ist das große Verdienst der WHO-Klassifikation, für diese häufigen Situationen klare Empfehlungen zur Klassifikation erarbeitet zu haben. Für die Einordnung pluriform strukturierter Karzinome hat dabei zunächst das Vorhandensein kleinzelliger Areale Vorrang, danach werden spindel- und/oder riesenzellige sowie sarkomatöse Areale mit heterologen Elementen berücksichtigt; im Übrigen erfolgt die Klassifikation nach der höchstdifferenzierten Komponente (Details s. S. 22 ff).

Haupttypen des Lungenkarzinoms und klinische Besonderheiten
(Becker et al. 2002; Hermanek u. Gall 1979; Hölzel et al. 1996; Rosai 1996; Wolf u. Havemann 2001)

Herkömmlicherweise wird zwischen 4 Haupttypen des Lungenkarzinoms unterschieden, die insgesamt 95% aller invasiven epithelialen Malignome umfassen.

Differenziert	1) Plattenepithelkarzinom	Nichtkleinzelliges Karzinom
	2) Adenokarzinom	
Undifferenziert	3) Großzelliges Karzinom	
	4) Kleinzelliges Karzinom	Kleinzelliges Karzinom

Weitere seltene Gruppen maligner epithelialer Tumoren sind:

- adenosquamöse Karzinome (Plattenepithel- und Adenokarzinom),
- Karzinome mit polymorphen sarkomatoiden und sarkomatösen Arealen,
- Karzinoidtumoren,
- Karzinome vom Speicheldrüsentyp.

Klinische Unterschiede zwischen den 4 Haupttypen sind in Tabelle I.3.1 aufgelistet.

Tabelle I.3.1. Klinische Unterschiede zwischen den Haupttypen des Lungenkarzinoms

	Plattenepithelkarzinom	Adenokarzinom	Großzelliges Karzinom	Kleinzelliges Karzinom
Assoziation mit Nikotinabusus	96%	75%	93%	96%[a]
Anteil weiblicher Patienten	18%	36%	21%	19%[a]
Hilusnahe Lokalisation	~80%	~25%	~25%	~85%
Metastasierung	Spät Vorwiegend lymphogen	Früh Lymphogen und hämatogen	Früh	Sehr früh
Fernmetastasen bei Diagnose	14%	26%	31%	46%[a]
Chemosensibilität	(+)	(+)	+	+++
Radiosensibilität	++	(+)	++	+++

[a] Daten des Tumorzentrums München (Hölzel et al. 1996).

Bis vor etwa 20 Jahren war das Plattenepithelkarzinom weltweit der häufigste Typ des Lungenkarzinoms, seither ist in einigen Ländern das Adenokarzinom an die erste Stelle gerückt. Derzeit liegt in Deutschland jedoch das Plattenepithelkarzinom noch an erster Stelle (30–40% im klinischen Krankengut), gefolgt von Adenokarzinom (25–35%), kleinzelligem Karzinom (20–25%) und großzelligem Karzinom (um 10%). Ein Anstieg des Adenokarzinoms (bei Frauen stärker als bei Männern) und eine Abnahme des Plattenepithelkarzinoms ist auch hierzulande zu beobachten.

Neuroendokrine Morphologie/neuroendokrine Differenzierung

„Neuroendokrine Morphologie" bezeichnet lichtmikroskopisch erkennbare organoide Nestbildung mit randständiger Palisadenstellung, trabekuläres Wachstum und rosettenähnliche Strukturen. Diese neuroendokrine Morphologie findet sich in wechselndem Ausmaß bei Karzinoidtumoren (typischen wie atypischen), großzelligen neuroendokrinen Karzinomen und kleinzelligen Karzinomen.

„Neuroendokrine Differenzierung" ist definiert als das Vorhandensein ausschließlich immunhistochemischer neuroendokriner Differenzierung und/oder elektronenoptischer Nachweis neuroendokriner Granula. Immunhistochemisch sind derzeit die verlässlichsten Marker an Paraffinschnitten Chromogranin und Synaptophysin, hilfreich sind auch Antikörper gegen neutrale Zelladhäsionsmoleküle (NCAM), während die neuronspezifische Enolase (NSE) wegen ihrer Positivität bei bis zu 2/3 aller nichtkleinzelligen Karzinome in den Hintergrund getreten ist.

Neuroendokrine Differenzierung kann (elektronenoptisch und/oder immunhistochemisch) bei praktisch allen typischen und atypischen Karzinoidtumoren nachgewiesen werden, beim kleinzelligen Karzinom fehlen jedoch neuroendokrine Granula bei etwa 1/3 aller Fälle, und auch immunhistochemische Marker lassen sich bei etwa 1/4 der Fälle nicht nachweisen. Andererseits findet sich in 10–20% der nichtkleinzelligen Karzinome (am häufigsten bei Adenokarzinomen) neuroendokrine Differenzierung, ohne dass eine neuroendokrine Morphologie erkennbar wäre. Derartige Tumoren sollen nach dem konventionellen Erscheinungsbild klassifiziert werden, die vorhandene neuroendokrine Differenzierung soll aber im Bericht vermerkt werden, um eine spätere getrennte Analyse solcher Tumoren zu ermöglichen. Ob sich diese Tumoren von den entsprechenden Karzinomen ohne derartige Differenzierung in der Prognose oder im Ansprechen auf Chemotherapie unterscheiden, ist derzeit nicht klar (Travis et al. 1999).

Unter den großzelligen Karzinomen lassen sich nach dem Vorkommen von neuroendokriner Morphologie und neuroendokriner Differenzierung 4 Kategorien unterscheiden (Tabelle I.3.2).

In der derzeitigen WHO-Klassifikation (Travis et al. 1999) werden dem großzelligen neuroendokrinen Karzinom die 3 letzten Kategorien zusam-

Tabelle I.3.2. Unterschiedliche Kategorien großzelliger Karzinome

Neuroendokrine Morphologie	Neuroendokrine Differenzierung	Kategorien großzelliger Karzinome	
+	+	Großzelliges neuroendokrines Karzinom	
–	+	Großzelliges Karzinom mit neuroendokriner Differenzierung	Großzelliges Karzinom
+	–	Großzelliges Karzinom mit neuroendokriner Morphologie	
–	–	Klassisches großzelliges Karzinom	

menfassend als großzelliges Karzinom gegenübergestellt., wobei aber im Bericht das Vorkommen einer neuroendokrinen Differenzierung oder neuroendokrinen Morphologie angegeben werden soll.

Systematische Auflistung der Tumortypen

Die in der WHO-Klassifikation vorgesehenen Tumortypen sind in Tabelle I.3.3 mit den entsprechenden ICD-O-Nummern (Fritz et al. 2000; Grundmann et al. 1997) aufgelistet.

Algorithmen zur Bestimmung der histologischen Typen maligner epithelialer Lungentumoren (ausgenommen Karzinoidtumoren und Karzinome vom Speicheldrüsentyp)

Die Bestimmung der histologischen Typen von Lungenkarzinomen (ausgenommen Karzinoidtumoren und Karzinome vom Speicheldrüsentyp) ist nachstehend in mehreren Flussdiagrammen dargestellt (Abb. I.3.1 bis I.3.6).

Tabelle I.3.3. Systematische Auflistung der Typen maligner Lungentumoren mit ihren ICD-O-Codenummern

1. Präinvasives Karzinom		
Plattenepithelkarzinom in situ		8070/2
2. Maligne epitheliale Tumoren		
A. Plattenepithelkarzinom (1)		8070/3
Varianten	Papilläres Plattenepithelkarzinom	8052/3
	Klarzelliges Plattenepithelkarzinom	8084/3
	Kleinzelliges Plattenepithelkarzinom	8073/3
	Basaloides Plattenepithelkarzinom	8083/3
	Nicht verhornendes Plattenepithelkarzinom (2)	8072/3
B. Kleinzelliges Karzinom (3)		8041/3
Variante	Kombiniertes kleinzelliges Karzinom	8045/3
C. Adenokarzinom (1)		8140/3
Subtypen	Azinäres Adenokarzinom	8550/3
	Papilläres Adenokarzinom	8260/3
	Bronchioloalveoläres Karzinom o.n.A.	8250/3
	Nichtmuzinöses bronchioloalveoläres Karzinom	8252/3
	Muzinöses bronchioloalveoläres Karzinom	8253/3
	Gemischt muzinöses und nichtmuzinöses bronchioloalveoläres Karzinom	8254/3
	Bronchioloalveoläres Karzinom von unbestimmtem Zelltyp	8254/3
	Solides Adenokarzinom mit Schleim	8230/3
	Adenokarzinom mit gemischten Subtypen	8255/3
Varianten	Gut differenziertes fetales Adenokarzinom	8333/3
	Muzinöses Adenokarzinom	8480/3
	Muzinöses Zystadenokarzinom	8470/3
	Siegelringzelladenokarzinom	8490/3
	Klarzelladenokarzinom	8310/3
D. Großzelliges Karzinom (4)		8012/3
Varianten	Großzelliges neuroendokrines Karzinom	8013/3
	Kombiniertes großzelliges neuroendokrines Karzinom	8016/3 (5)
	Basaloidkarzinom	8123/3
	Lymphoepitheliomähnliches Karzinom	8082/3
	Klarzellkarzinom	8310/3
	Großzelliges Karzinom mit rhabdoidem Phänotyp	8014/3
E. Adenosquamöses Karzinom		8560/3
F. Karzinom mit polymorphen sarkomatoiden und sarkomatösen Arealen (6)	Karzinom mit Spindel- und/oder Riesenzellen	8030/3
	Pleomorphes Karzinom	8022/3
	Spindelzellkarzinom	8032/3
	Riesenzellkarzinom	8031/3
	Karzinosarkom	8980/3
	Lungenblastom	8972/3

Tabelle I.3.3. Fortsetzung

G. Karzinoidtumoren	Karzinoidtumor o.n.A.		8240/3
	Typisches Karzinoid		8240/3
	Atypisches Karzinoid		8249/3
H. Karzinome vom Speicheldrüsentyp (Bronchialdrüsenkarzinome)	Mukoepidermoides Karzinom		8430/3
	Adenoidzystisches Karzinom		8200/3
	Azinuszellkarzinom		8550/3
	Epithelial-myoepitheliales Karzinom		8562/3
	Maligner Mischtumor		8940/3
I. Nichtkleinzelliges Karzinom (7)			8046/3
K. Unklassifiziertes Karzinom			8010/3
3. Maligne Weichteiltumoren			
Pleuropulmonales Blastom			8973/3
Desmoplastischer Rundzelltumor			8806/3
Sonstige wie sie auch in anderen Organen üblicherweise vorkommen (Weiss 1994)			
4. Sonstige maligne Tumoren			
Unreifes Teratom	9080/3	Siehe Mostofi u. Sesterhenn 1998	
Malignes Melanom	8720/3	Siehe Band ZNS/Augen dieser Buchreihe	
Ependymom	9391/3	Siehe Band ZNS/Augen dieser Buchreihe	
Maligne Lymphome		Siehe Band Lymphome und Leukämien dieser Buchreihe	

(1) Bei diesem Tumortyp gibt es Formen mit neuroendokriner Differenzierung (s. S. 18). Diese ist im pathohistologischen Bericht zu vermerken, eine gesonderte Code-Nummer hierfür ist aber nicht vorgesehen.
(2) Diese seltene Variante ist in der WHO-Klassifikation in der tabellarischen Übersicht der Lungenkarzinome nicht aufgenommen, vielmehr lediglich im Text erwähnt.
(3) Die früher übliche Unterteilung der kleinzelligen Karzinome in Haferzellkarzinom („oat cell carcinoma") und kleinzellige Karzinome vom Intermediärtyp wurde verlassen, da die Differenzierung vielfach problematisch und eine klinische Relevanz nicht gegeben war.
(4) Bei diesem Tumor gibt es Formen mit neuroendokriner Differenzierung und solche mit neuroendokriner Morphologie (s. S. 19). Dies ist im pathohistologischen Bericht zu erwähnen, eine gesonderte Codierung ist aber nicht vorgesehen.
(5) Diese Code-Nummer ist in der ICD-O-3 frei und wurde in der organspezifischen Tumordokumentation (Wagner et al. 2002) für diesen Tumortyp vorgeschlagen.
(6) Weitere extrem seltene Karzinomtypen dieser Gruppe sind Kombinationen von Karzinosarkom und Lungenblastom oder von Lungenblastom und Adenokarzinom.
(7) Diese Diagnose sollte nur bei zytologischen Präparaten oder an sehr kleinen und schlecht erhaltenen Biopsien gestellt werden.

I. Tumoren der Lunge

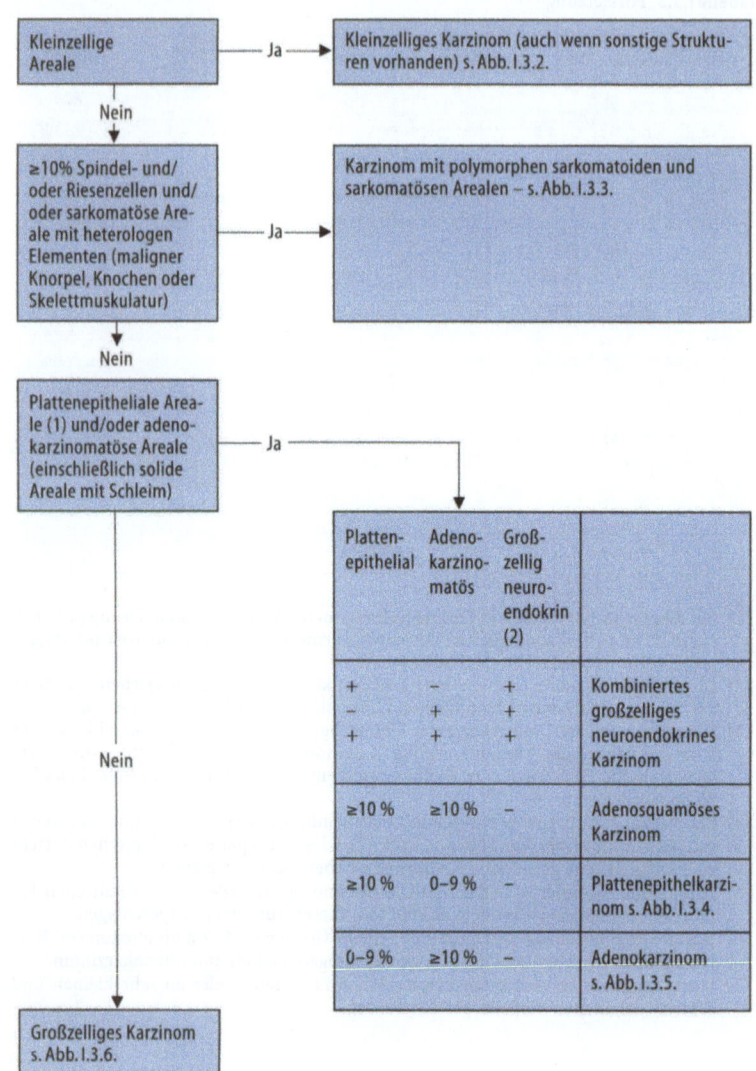

Abb. I.3.1. Klassifikation der Haupttypen des Lungenkarzinoms. (1) Verhornung (Hornperlen und/oder Einzelzellverhornung) und/oder Interzellularbrücken. (2) Areale mit neuroendokriner Morphologie und neuroendokriner Differenzierung (s. S. 18)

Histologische Typen

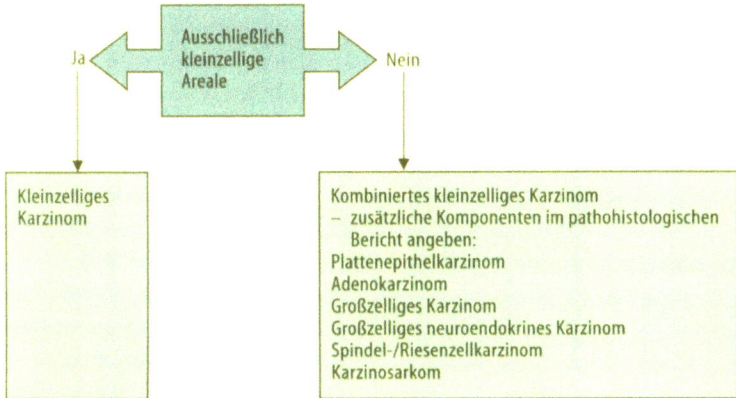

Abb. I.3.2. Subklassifikation der kleinzelligen Karzinome

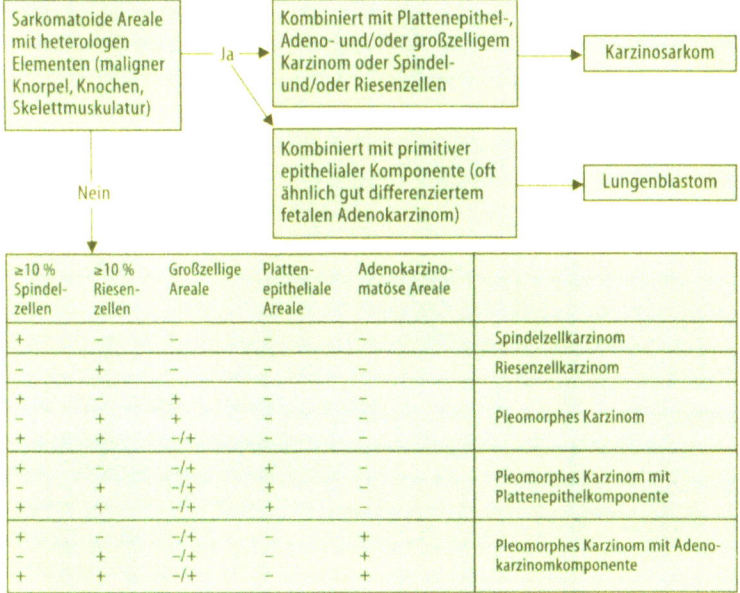

Abb. I.3.3. Subklassifikation der Karzinome mit polymorphen, sarkomatoiden und sarkomatösen Anteilen

I. Tumoren der Lunge

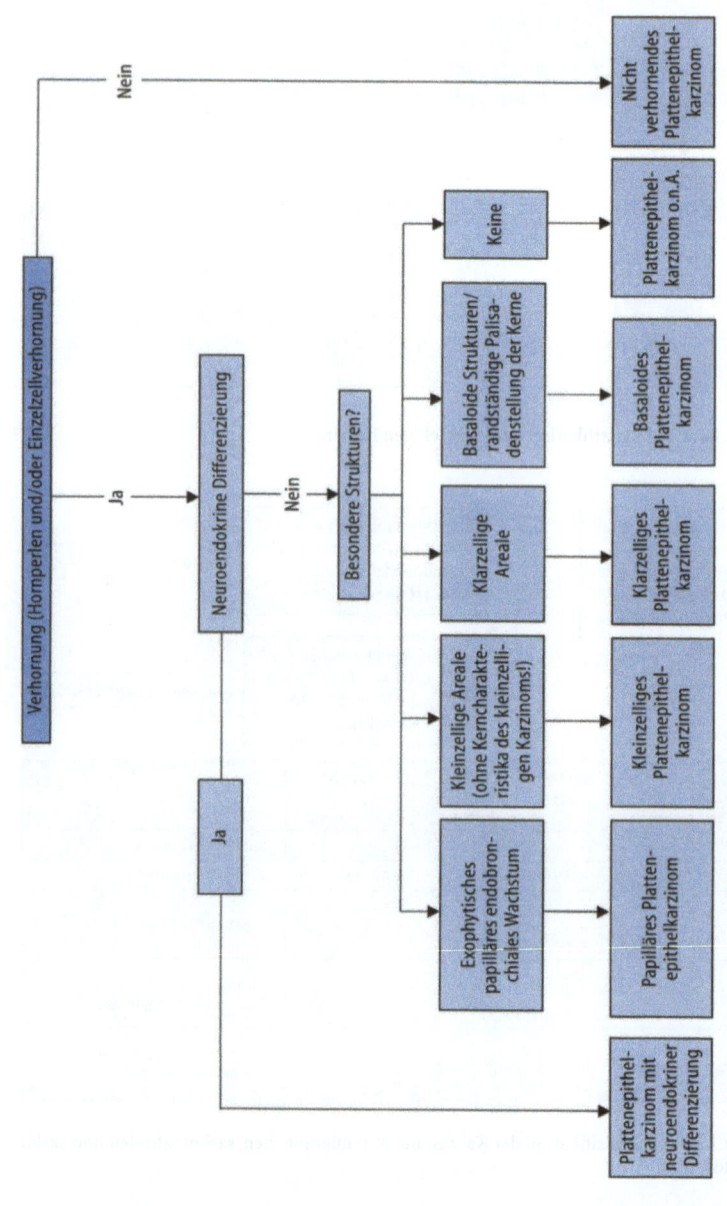

Abb. I.3.4. Subklassifikation der Plattenepithelkarzinome

Histologische Typen

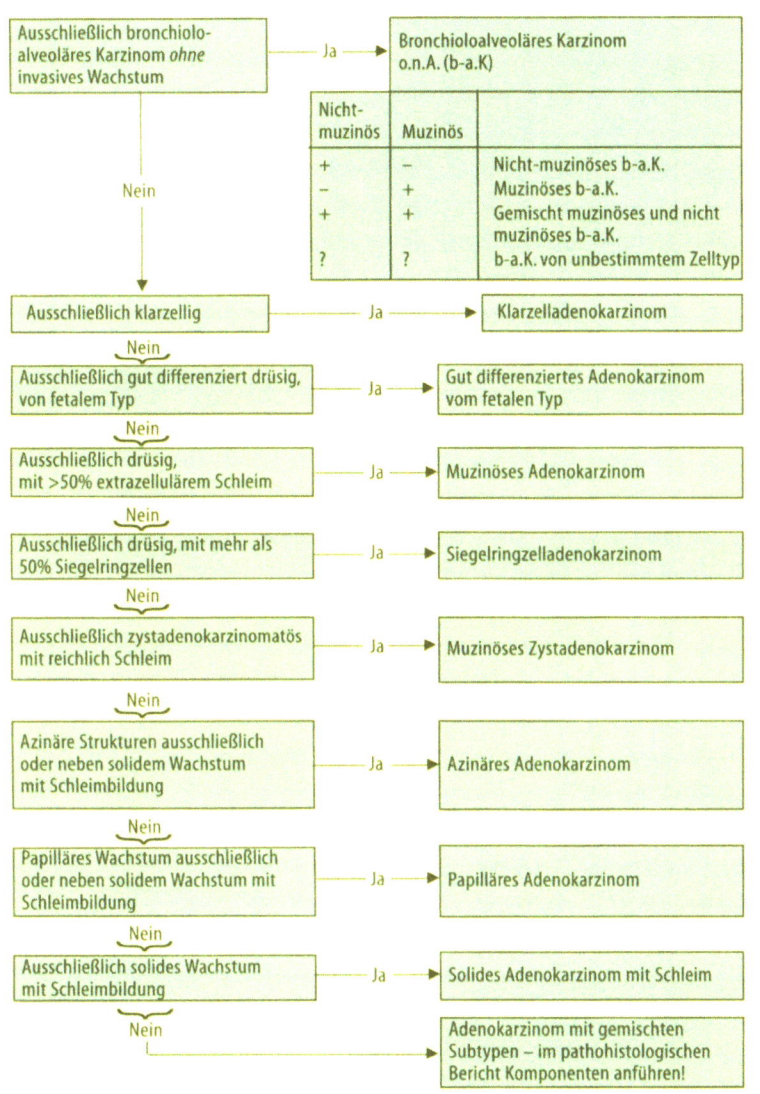

Zusätzliche Angabe bei jedem Typ:
ohne oder mit neuroendokriner Differenzierung (s. Seite 18)

Abb. I.3.5. Subklassifikation der Adenokarzinome

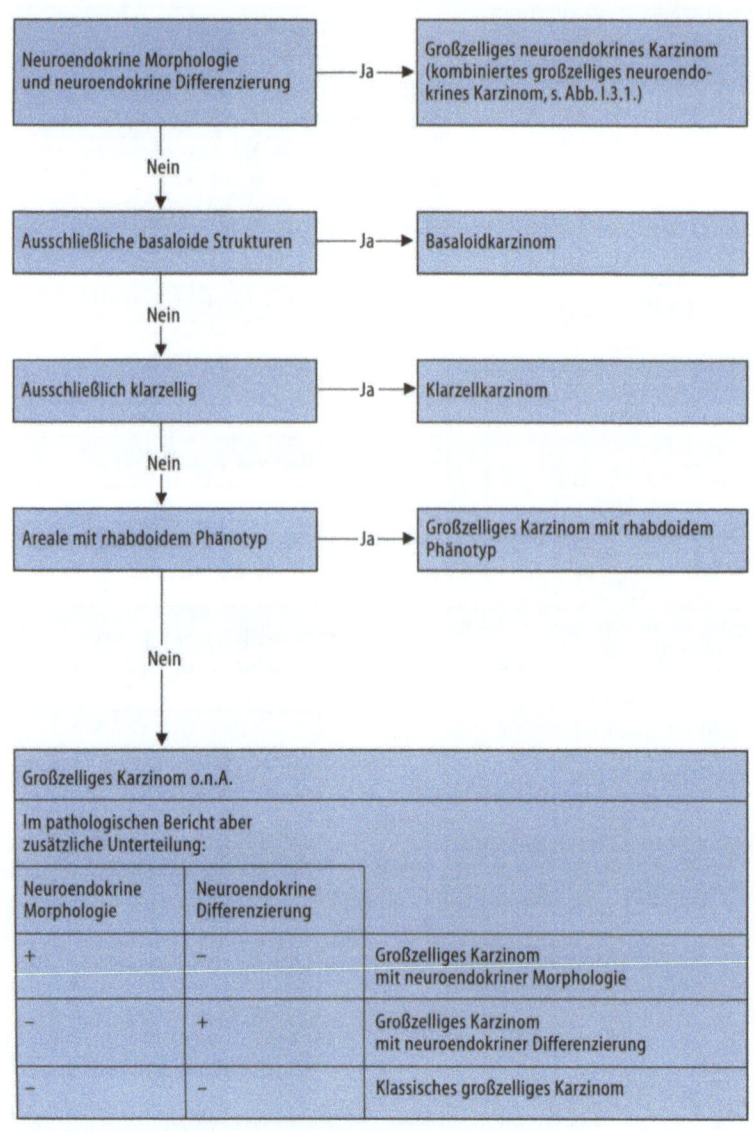

Abb. I.3.6. Subklassifikation der großzelligen Karzinome

Narbenkarzinom

Das sog. Narbenkarzinom ist durch makroskopisch erkennbare ausgedehnte Narbenbildung gekennzeichnet. Eingehend wurde darüber diskutiert, ob die Narbe der Karzinomentwicklung vorangeht oder eine desmoplastische Reaktion auf das Karzinom ist. Die letztere Ansicht wird heute – auch aufgrund der immunologischen Charakterisierung des Kollagens – bevorzugt (Barsky et al. 1986; Kung et al. 1985; Müller und Fisseler-Eckhoff 1998; Rosai 1996). Narbenkarzinome sind zu etwa 2/3 Adenokarzinome, wobei zentral oft nur solide oder trabekuläre, in der Peripherie vielfach papilläre Strukturen erkennbar sind. Nach Shimosato et al. 1980 soll die Prognose schlechter sein als bei Karzinomen ohne Narbe.

Vorläuferläsionen

Als Vorläuferläsionen werden in der WHO-Klassifikation beschrieben:

1. Plattenepitheldysplasien,
2. atypische adenomatöse Hyperplasien,
3. Hyperplasien neuroendokriner Zellen und Tumorlets.

Plattenepitheldysplasien

Bei den Plattenepitheldysplasien unterscheiden wir geringgradige, mäßiggradige und hochgradige (schwere) Formen. Das *Plattenepithelkarzinom in situ* (nichtinvasives Plattenepithelkarzinom) ist gegenüber der hochgradigen Dysplasie abzugrenzen durch den Befall des Epithels in ganzer Dicke, das völlige Fehlen einer Ausreifung von der Basis zur Oberfläche (die basale Zone breitet sich bis zur Oberfläche aus, eine intermediäre Zone fehlt), die fehlende vertikale Orientierung der Kerne und das Vorhandensein von Mitosen nicht nur in den basalen 2/3 des Epithels, sondern in der ganzen Epitheldicke.

Atypische adenomatöse Hyperplasie

Die atypische adenomatöse Hyperplasie (Synonyme: atypische Alveolarhyperplasie, atypische Epithelhyperplasie, atypische bronchioloalveoläre

Hyperplasie) ist eine in der Lungenperipherie gelegene solitäre oder multiple Läsion, die oft 5 mm oder weniger im Durchmesser misst. Dabei sind die betroffenen Alveolen und Bronchiolen ausgekleidet von monotonen, leicht atypischen, kubischen bis niedrig-zylindrischen Epithelzellen mit dichtem Kernchromatin, unauffälligen Nukleolen und spärlich Zytoplasma. Mitosen finden sich selten.

Proliferationen der neuroendokrinen Zellen

Proliferationen der neuroendokrinen Zellen umfassen ein Spektrum von Hyperplasien neuroendokriner Zellen über Tumorlets bis zu Karzinoidtumoren. Nach der WHO-Klassifikation werden sie wie folgt unterteilt:

A. Hyperplasie neuroendokriner Zellen:
   1. Assoziiert mit Fibrose und/oder Entzündung
   2. Angrenzend an Karzinoidtumoren
   3. Diffuse idiopathische pulmonale Hyperplasie neuroendokriner Zellen (DIPNECH=„diffuse idiopathic pulmonary neuroendocrine cell hyperplasia"). Hierbei handelt es sich um eine auf das bronchioloalveoläre Epithel beschränkte Proliferation neuroendokriner Zellen. Dabei finden sich vermehrt eingestreute neuroendokrine Einzelzellen, aber auch kleine Knötchen („neuroendocrine bodies") oder eine lineare Proliferation neuroendokriner Zellen innerhalb des bronchioloalveolären Epithels. Die Veränderung wird typischerweise bei einer obliterativen bronchiolären Fibrose gesehen, kann aber auch ohne Fibrose oder Entzündung vorkommen. Ein Teil der Patienten hat multiple Tumorlets und periphere Karzinoide.

B. Tumorlets:
   Oft multiple mikronoduläre peribronchioläre Proliferationen uniformer runder bis ovaler oder spindeliger Zellen mit mäßig reichlich Zytoplasma und den Zellen von Karzinoidtumoren ähnelnd; kleiner als 5 mm im größten Durchmesser (bei einer Größe von 5 mm oder mehr wird die Diagnose eines typischen Karzinoids gestellt). Tumorlets breiten sich gewöhnlich über die Wand der Bronchien bzw. Bronchiolen in das angrenzende Parenchym aus. Tumorlets kommen vor allem in narbigen Lungen, besonders bei Bronchiektasien vor. Sie werden gelegentlich in der Nachbarschaft einer neuroendokrinen Hyperplasie oder neben einem typischen Karzinoidtumor gefunden.

3.2 Paraneoplastische Syndrome bei Lungenkarzinomen
(Hartung 1997; Lamerz et al. 2000; Rosai 1996)

Bei etwa 10% aller Patienten mit Lungenkarzinomen, vorwiegend beim kleinzelligen Karzinom und beim Karzinoidtumor, treten extrapulmonale systemische Manifestationen auf, die nicht durch Metastasen bedingt sind und die als paraneoplastische Syndrome bezeichnet werden. Die wichtigsten in Frage kommenden sind in Tabelle I.3.4 aufgelistet.

Tabelle I.3.4. Paraneoplastische Syndrome bei Lungenkarzinomen

Klasse	Syndrom	Bei welchen Tumortypen vorkommend
Endokrinologische Syndrome	Cushing-Syndrom (ACTH)	Kleinzelliges Karzinom, Karzinoidtumor
	Karzinoidsyndrom (Serotonin)	Kleinzelliges Karzinom, Karzinoidtumor
	Syndrom der inappropriaten antidiuretischen Hormonsekretion (SIADH)	Kleinzelliges Karzinom
	Hyperkalzämie	Plattenepithelkarzinom
	Hyperparathyreoidismus (Parathormon)	Plattenepithelkarzinom
	Hyponaträmie (atriales natriuretisches Peptid=ANP)	Kleinzelliges Karzinom
	Gynäkomastie (HCG)	Alle Typen
Neurologische Syndrome	Toxisches Verwirrungssyndrom, kortikale zerebellare Degeneration	Kleinzelliges Karzinom alle Typen
	Enzephalomyelitis (Antu-Hu-Syndrom)	Kleinzelliges Karzinom
	Sensorische Neuropathie	Kleinzelliges Karzinom
	Myopathisch-myasthenische Syndrome (Lambert-Eaton)	Kleinzelliges Karzinom
	Krebsassoziierte Retinopathie	Kleinzelliges Karzinom
Hypertrophe pulmonale Osteoarthropathie/ Trommelschlägelfinger		Alle Typen (sofern pleuranah)
Dermatologische Syndrome	Acanthosis nigricans palmaris	Alle Typen
	Erythema gyratum repens	Alle Typen

3.3 Alphabetisches Verzeichnis der malignen epithelialen Tumoren und der lungenspezifischen malignen Weichteiltumoren mit Definitionen und Hinweisen zur Klinik

Adenokarzinom, azinäres (8550/3)[1]

■ **Definition.** Subtyp des Adenokarzinoms, der entweder ausschließlich aus Azini und Tubuli aufgebaut ist oder neben überwiegend soliden Tumorzellnestern einzelne Azini zeigt.

■ **Hinweise zur Klinik.** Nach Mischtyp häufigster Subtyp des Adenokarzinoms, s. Adenokarzinom o.n.A. (S. 31).

Adenokarzinom, gut differenziertes fetales (8333/3)

■ **Definition.** Variante des Adenokarzinoms mit Tubuli, die glykogenreiche Zylinderzellen ohne Flimmerhärchen zeigen. Die Glykogenvakuolen liegen sub- und supranukleär, wodurch sich ein endometrioides Aussehen ergibt. Oft finden sich in den Drüsenlumina runde Haufen polygonaler Zellen mit reichlich eosinophilem und granulärem Zytoplasma. Die Diagnose wird nur gestellt, wenn derartige Strukturen nicht kombiniert mit primitivem mesenchymalem Stroma vorkommen; in letzterem Fall wird der Tumor als Lungenblastom klassifiziert.

■ **Hinweise zur Klinik.** Seltener Tumor, bessere Prognose als Lungenblastom, s. auch Adenokarzinom o.n.A. (s. S. 31).

Adenokarzinom mit gemischten Subtypen (8255/3)

■ **Definition.** Adenokarzinom mit Mischung der 4 Subtypen (azinär, papillär, bronchioloalveolär, solide mit Schleimbildung). Die einzelnen Komponenten sind im pathohistologischen Bericht anzuführen.

---

[1] Nach der ICD-O-3 haben die unterschiedlichen Tumortypen Azinuszellkarzinom und azinäres Adenokarzinom gleiche Code-Nummern!

- **Hinweise zur Klinik.** Mehrzahl der Adenokarzinome mit einer Größe von 2 cm oder mehr, s. Adenokarzinom o.n.A. (siehe unten).

Adenokarzinom, muzinöses (8480/3)

- **Definition.** Variante des Adenokarzinoms, die zu mehr als 50% aus extrazellulärem Schleim besteht (gleiches Aussehen wie entsprechender Typ im Gastrointestinaltrakt), selten in reiner Form, häufiger nur herdförmig mit anderen Subtypen als Komponente eines Adenokarzinoms mit gemischtem Subtyp.

- **Hinweise zur Klinik.** Siehe Adenokarzinom o.n.A. (siehe unten).

Adenokarzinom o.n.A. (8140/3)

- **Definition.** Karzinom mit drüsiger Differenzierung und/oder Schleimbildung in den Tumorzellen. Unterschiedliche Wachstumsmuster, die insbesondere bei größeren Tumoren (≥2 cm im Durchmesser) häufig kombiniert vorkommen. Beträchtliche Tendenz zur Angioinvasion. Wann immer möglich, sollte eine Subklassifikation nach Subtypen bzw. Varianten erfolgen (s. S. 25), eine solche ist im pathohistologischen Bericht anzugeben.

- **Hinweise zur Klinik.** Häufigkeit zunehmend. Bei Frauen häufiger als bei Männern. Assoziation mit Nikotinabusus weniger stark als bei anderen Haupttypen. 75% periphere Lokalisation, selten Formen mit pseudomesothelialem Wachstum, die makroskopisch als Pleuraverdickung ähnlich wie ein Pleuramesotheliom imponieren. Abgesehen vom bronchioloalveolären Subtyp zeigen die verschiedenen Subtypen und Varianten keine wesentlichen klinisch relevanten Unterschiede. Es bestehen aber Unterschiede in den histologischen Differenzierungsgraden (s. S. 101). Siehe auch Abschnitt Haupttypen (S. 17).

Adenokarzinom, papilläres (8260/3)

- **Definition.** Subtyp des Adenokarzinoms mit Überwiegen papillärer Strukturen. Diese bestehen entweder aus kubischen bis niedrig-zylindrischen nicht verschleimenden Zellen (Clara-Zellen/Pneumozyten Typ II), die das Alveolarepithel ersetzen und komplizierte sekundäre und tertiäre Papillen bilden, oder aus schlanken zylindrischen bis kubischen Zellen mit oder ohne Schleimproduktion mit eigenem fibrovaskulären Stroma.

■ **Hinweise zur Klinik.** Siehe Adenokarzinom o.n.A. (S. 31).

Adenokarzinom, solides mit Schleim (8230/3)

■ **Definition.** Subtyp des Adenokarzinoms, bei dem Azini, Tubuli und Papillen fehlen, bei dem aber häufig schleimbildende Zellen gefunden werden. Bei Muzikarminfärbung oder PAS-Reaktion (mit Diastase) sollen in 2 Gesichtsfeldern bei starker Vergrößerung (0,2 mm^2) mindestens 5 positive Zellen nachzuweisen sein (geringe Schleimbildung kann auch in großzelligen oder Plattenepithelkarzinomen vorkommen, ohne die Klassifikation zu beeinflussen).

■ **Hinweise zur Klinik.** Siehe Adenokarzinom o.n.A. (S. 31).

Azinuszellkarzinom (8550/3)[1]

■ **Definition.** Karzinom mit zytologischer Differenzierung vom Typ der Azinuszellen (relativ große runde bis polygonale Zellen mit amphophilem Zytoplasma und dunkel färbbaren PAS-positiven zytoplasmatischen Granula), analog dem entsprechenden Tumor der Speicheldrüsen.

■ **Hinweise zur Klinik.** Ausgangspunkt Bronchialdrüsen, relativ gute Prognose.

---

[1] Nach der ICD-O-3 haben die unterschiedlichen Tumortypen Azinuszellkarzinom und azinäres Adenokarzinom gleiche Code-Nummern!

Basaloidkarzinom (8123/3)

■ **Definition.** Variante des großzelligen Karzinoms mit ausschließlich basaloidem Aussehen: lobuläres, trabekuläres und/oder palisadenartiges Wachstum von relativ kleinen monomorphen kubischen bis spindeligen Zellen mit mäßig hyperchromatischen Kernen, fein granuliertem Zytoplasma, fehlenden oder nur herdförmig erkennbaren Nukleolen, spärlich Zytoplasma und hoher Mitoserate. Interzellularbrücken und Einzelzellverhornung fehlen! Oft Nekrosen vom Komedotyp. In etwa einem Drittel der Fälle Rosettenbildung. Neuroendokrine Differenzierung weder immunhistochemisch noch elektronenmikroskopisch nachweisbar. Diagnose darf nur gestellt werden, wenn in reiner Form auftretend; wenn auch nur kleiner Anteil von Plattenepithel- oder Adenokarzinom erkennbar ist, muss der Tumor als basaloides Plattenepithelkarzinom bzw. als Adenokarzinom klassifiziert werden!

■ **Hinweise zur Klinik.** Meist in proximalen Bronchien und häufig mit endobronchialer Komponente. In 50% assoziiertes Plattenepithelkarzinom in situ. Prognose günstiger als beim schlecht differenzierten Plattenepithelkarzinom.

Blastom, pleuropulmonales (8973/3)

■ **Definition.** Makroskopisch zystisches und/oder solides Sarkom. Die zystische Komponente zeigt eine Auskleidung durch ein benignes metaplastisches Epithel, z. T. vom Typ des Flimmerepithels. Die maligne Komponente besteht bei ausschließlich zystischen Tumoren aus primitiven kleinen Zellen unter dem Epithel, die der Kambiumlage beim Sarcoma botryoides ähneln; gelegentlich auch Rhabdomyoblasten erkennbar. Die soliden Tumoren bzw. Tumoranteile mit dem Bild eines teils blastenähnlichen undifferenzierten, teils differenzierten Sarkoms, z. B. vom Typ des embryonalen Rhabdomyosarkoms, Fibrosarkoms, Chondrosarkoms, anaplastischen undifferenzierten Sarkoms oder Mischungen aus diesen; manchmal solide Inseln primitiver Zellen, getrennt durch myxoides spindeliges Stroma, ähnlich dem Blastem von Wilms-Tumoren.

I. Tumoren der Lunge

■ **Hinweise zur Klinik.** Tumor der frühen Kindheit. Befällt meist Lunge und Pleura, selten (etwa 10%) nur Pleura. In 20–40% Familienanamnese mit ähnlichen intrathorakalen Tumoren, anderen soliden Tumoren der Kindheit und verschiedenen Missbildungen, insbesondere auch Lungenzysten. Unterteilung nach makroskopischer Beschaffenheit nach Dehner et al.1995:

Typ	Definition	Häufigkeit[a]	Medianes Alter bei Diagnose (in Monaten)
I	Ausschließlich zystisch	10–15%	10
II	Ausschließlich solid	~50%	34
III	Solid und zystisch	~40%	44

Prognose bei Typ I günstiger und wenn Pleura nicht befallen!

[a] Daten von Priest et al. 1997.

Karzinoid, atypisches (8249/3)

■ **Definition.** Karzinoidtumor (s. S. 35) mit 2–10 Mitosen/2 mm² (10 Gesichtsfelder bei starker Vergrößerung=HPF) und/oder Nekroseherden. Im Vergleich zum typischen Karzinoid im Allgemeinen strukturell und zytologisch unruhiger und häufiger Lymphgefäßinvasion.

■ **Hinweise zur Klinik.** In etwa 50% peripher lokalisiert. Bis zu 15% regionäre Lymphknotenmetastasen, jedoch selten Fernmetastasen, langsamer Verlauf, im Vergleich zum typischen Karzinoid wesentlich schlechtere Prognose (5-Jahres-Mortalität 30–40% [Müller-Höcker 2000]). Siehe auch Karzinoidtumor o.n.A. (S. 35).

Karzinoid, typisches (8240/3)[1]

■ **Definition.** Karzinoidtumor (S. 35) mit weniger als 2 Mitosen/2 mm² (10 Gesichtsfelder bei starker Vergrößerung=HPF) und ohne Nekrosen.

---

[1] Nach der ICD-O-3 haben das typische Karzinoid und der Karzinoidtumor o.n.A. die gleiche Code-Nummer!

Gelegentlich zytologische Atypien, erhöhter Zellreichtum und Lymphgefäßinvasion.

■ **Hinweise zur Klinik.** Vorwiegend solitär, selten multipel, dann meist peripher gelegen. In über 90% im Bereich der Lappen- und Segmentbronchien mit polypösem makroskopischem Typ. 5-Jahres-Mortalität 5–15% (Müller-Höcker 2000). Prognose ungünstiger, wenn Tumor größer als 3 cm, Gefäßinvasion und/oder regionäre Lymphknotenmetastasen. Siehe auch Karzinoidtumor o.n.A. (nachfolgend).

Karzinoidtumor o.n.A. (8240/3)[1]

■ **Definition.** Neuroendokriner Tumor von niedriger oder intermediärer Malignität, gekennzeichnet durch neuroendokrine Morphologie (s. S. 18). Neben organoiden trabekulären, insulären, palisadenartigen, bandförmigen oder rosettenähnlichen Mustern kommen auch papilläre, sklerosierende, follikuläre und glanduläre Strukturen vor. Herdförmig können sich auch Spindelzellen finden. Die Tumorzellen sind uniform, das Zytoplasma mäßig eosinophil, feingranuliert, das Kernchromatin feinkörnig. Nukleolen können vorhanden sein. Das Zytoplasma manchmal onkozytär (onkozytäre Variante). Ungewöhnliche Merkmale sind Schleim, Melaninproduktion oder Kernzusammenballungen. Im Stroma kann neben Fibrose auch Amyloid, Knochen oder Knorpel vorkommen. Ausschließlich aufgrund der Mitosezahl und des Auftretens von Nekrosen wird zwischen typischem (etwa 90%) und atypischem Karzinoid (etwa 10%) unterschieden (s. S. 34); zytologische Atypien, Zellreichtum und Lymphgefäßinvasion sind hierfür nicht maßgeblich, insbesondere ist eine Lymphgefäßinvasion auch beim typischen Karzinoid möglich!

Die frühere Unterteilung in zentrale, periphere und atypische Karzinoide ist verlassen.

■ **Hinweise zur Klinik.** Niedrige oder intermediäre Malignität. Im Gegensatz zu anderen neuroendokrinen Tumoren (kleinzellige und großzellige neuroendokrine Karzinome) Vorkommen in jüngerem Lebensalter, in

---

[1] Nach der ICD-O-3 haben das typische Karzinoid und der Karzinoidtumor o.n.A. die gleiche Code-Nummer!

20–40% bei Nichtrauchern, auch familiär im Rahmen eines MEN-Syndroms Typ I oder ohne solches (Oliveira et al. 2001). Relativ häufig assoziierte Hyperplasie neuroendokriner Zellen mit oder ohne Tumorlets. Effekte von Chemo- oder Radiotherapie nicht gesichert. Gelegentlich paraneoplastische Syndrome, s. S. 29.

Karzinom, adenozystisches (8200/3)

■ **Definition.** Maligner epithelialer Tumor mit charakteristischem kribriformem Erscheinungsbild, analog dem entsprechenden Tumor der Speicheldrüsen.

■ **Hinweise zur Klinik.** Ausgangspunkt große Bronchien und Trachea, vorwiegend lokoregionäre Ausbreitung, häufig Lymphknotenmetastasen, Fernmetastasen meist erst spät.

Karzinom, adenosquamöses (8560/3)

■ **Definition.** Karzinom, das sowohl Strukturen eines Plattenepithel- als auch eines Adenokarzinoms zeigt, wobei beide Komponenten wenigstens je 10% des Tumors ausmachen müssen.

■ **Hinweise zur Klinik.** Meist peripher gelegen, oft mit dem Bild des sog. Narbenkarzinoms (s. S. 27).

Karzinom, bronchioloalveoläres, gemischt muzinöses und nichtmuzinöses (8254/3)[1]

■ **Definition.** Adenokarzinom mit Wachstum entlang der Alveolarwände und ohne Invasion von Stroma, Gefäßen oder Pleura, wobei eine Mischung von muzinösen und nichtmuzinösen Zellen vorliegt.

---

[1] Nach der ICD-O-3 haben das gemischt muzinöse und nichtmuzinöse bronchioloalveoläre Karzinom und das bronchioloalveoläre Karzinom von unbestimmtem Zelltyp die gleiche Code-Nummer!

■ **Hinweise zur Klinik.** Sehr selten, s. bronchioloalveoläres Karzinom o.n.A. (s. unten).

Karzinom, bronchioloalveoläres, muzinöses (8253/3)

■ **Definition.** Adenokarzinom mit Wachstum entlang der Alveolarwände und ohne Invasion von Stroma, Gefäßen oder Pleura, bestehend aus schlanken Zylinderzellen mit wechselnd reichlich Schleim, der typischerweise den Zellkern zur Basis der Zellen verlagert. Die Alveolarräume oft durch Schleim erweitert. Kerne variabel, klein und dicht gefärbt bis mittelgroß, geringe Kernatypien, Nukleoli kaum sichtbar.

■ **Hinweise zur Klinik.** Neigung zu aerogener Ausbreitung mit Bildung von Satellitenknoten in der Lunge, entweder solitär oder multipel oder diffus-pneumonieähnlich. Lokale Ausbreitung rascher als beim nichtmuzinösen bronchioloalveolären Karzinom, s. auch bronchioloalveoläres Karzinom o.n.A. (s. unten).

Karzinom, bronchioloalveoläres, nicht muzinöses (8252/3)

■ **Definition.** Adenokarzinom mit Wachstum entlang der Alveolarwände und ohne Invasion von Stroma, Gefäßen oder Pleura, bestehend aus Clara-Zellen und/oder Typ-II-Pneumozyten, die keinen Schleim bilden.

■ **Hinweise zur Klinik.** Oft periphere Knoten in Verbindung mit pleuraler anthrakotischer Narbe, mindestens 1 cm, in der Regel mehr als 5 cm groß. Siehe auch bronchioloalveoläres Karzinom o.n.A. (nachfolgend).

Karzinom, bronchioloalveoläres, o.n.A. (8250/3)

■ **Definition.** Adenokarzinom mit tapetenartigem Wachstum entlag der Alveolarwände und ohne Zeichen einer Invasion von Stroma, Gefäßen oder Pleura (trotz Verhaltenscode/3).

■ **Achtung.** Wenn Invasion von Stroma, Gefäßen oder Pleura vorliegt, muss der Tumor als Adenokarzinom mit gemischten Subtypen klassifiziert werden!

Definitive Diagnose an Biopsien nicht zu stellen, da viele Blöcke untersucht werden müssen, um ein infiltratives Wachstum auszuschließen!

■ **Hinweise zur Klinik.** Wesentlich bessere Prognose als alle anderen Subtypen des Adenokarzinoms.

Karzinom, bronchioloalveoläres, von unbestimmtem Zelltyp (8254/3)[1]

■ **Definition.** Adenokarzinom mit Wachstum entlang der Alveolarwände und ohne Invasion von Stroma, Gefäßen oder Pleura, bei dem die Bestimmung des Zelltyps (muzinös oder nicht muzinös) nicht möglich ist.

■ **Hinweise zur Klinik.** Sehr selten, s. im Übrigen bronchioloalveoläres Karzinom o.n.A. (oben).

Karzinom, epithelial-myoepitheliales (8562/3)

■ **Definition.** Maligner Tumor entsprechend jenem der Speicheldrüsen, bestehend aus 2 Zelltypen, die gangähnliche Strukturen bilden. Diese werden innen von kleinen kubischen Zellen ausgekleidet, außen finden sich glykogenreiche größere Zellen, die positiv für S-100 und Myosin sind (myoepithelialer Ursprung).

■ **Hinweise zur Klinik.** Ausgangspunkt Bronchialdrüsen, günstige Prognose.

Karzinom, großzelliges, mit rhabdoidem Phänotyp (8014/3)

■ **Definition.** Großzelliges Karzinom mit Zellen, die im Zytoplasma auffallende eosinophile Strukturen zeigen. Diese bestehen aus Intermediärfila-

---

[1] Nach der ICD-O-3 haben das gemischt muzinöse und nichtmuzinöse bronchioloalveoläre Karzinom und das bronchioloalveoläre Karzinom von unbestimmtem Zelltyp die gleiche Code-Nummer!

menten, die positiv für Vimentin und Zytokeratin sein können. Diese Zellen mit rhabdoidem Phänotyp in der Regel nur herdförmig erkennbar, manchmal auch in ausgedehnteren Zonen, sehr selten überall im Tumor.

■ **Hinweise zur Klinik.** Sehr aggressives Verhalten. Siehe großzelliges Karzinom o.n.A. (nachfolgend).

Karzinom, großzelliges, neuroendokrines (8013/3)

■ **Definition.** Großzelliges Karzinom, das sowohl Zeichen der neuroendokrinen Morphologie als auch immunhistochemische und/oder elektronenmikroskopische Zeichen der neuroendokrinen Differenzierung (s. S. 18) zeigt. Die Tumorzellen sind im Allgemeinen groß, mit mäßig bis reichlich Zytoplasma, die Kerne bläschenförmig bis feingranulär, die Nukleolen häufig und prominent. Oft finden sich große Tumornekrosen. Im vitalen Tumor beträgt die Mitosezahl pro 2 mm^2 (10 HPF=Gesichtsfelder bei starker Vergrößerung) 11 und mehr, im Median 70.

■ **Hinweise zur Klinik.** Klinisches Verhalten nicht wesentlich unterschiedlich gegenüber kleinzelligem Karzinom. Siehe auch großzelliges Karzinom o.n.A. (nachfolgend).

Karzinom, großzelliges o.n.A. (8012/3)

■ **Definition.** Undifferenzierter maligner epithelialer Tumor, bei dem lichtmikroskopisch weder die zytologischen Kriterien des kleinzelligen Karzinoms noch eine drüsige oder plattenepitheliale Differenzierung erkennbar sind. Die Zellen haben typischerweise große Kerne, deutliche Nukleolen und eine mäßige Menge von Zytoplasma. – Die Diagnose ist eine Ausschlussdiagnose!
Im pathologischen Bericht soll angegeben werden, ob neuroendokrine Morphologie oder neuroendokrine Differenzierung vorliegt oder nicht [großzelliges Karzinom mit neuroendokriner Morphologie, großzelliges Karzinom mit neuroendokriner Differenzierung (in etwa 10–15%), klassisches großzelliges Karzinom (etwa 2/3 der Fälle)] (s. S. 19).

■ **Hinweise zur Klinik.** Das großzellige Karzinom verhält sich prognostisch günstiger als das großzellige neuroendokrine und das kleinzellige Karzinom. Die Bedeutung des Vorhandenseins einer neurokrinen Morphologie oder einer neurokrinen Differenzierung ist derzeit nicht klar. Möglicherweise verhält sich das klassische großzellige Karzinom weniger aggressiv (Iyoda et al. 2001). Siehe auch Abschnitt Haupttypen (S. 17).

Karzinom, kleinzelliges (8041/3)

■ **Definition.** Maligner epithelialer Tumor, der ausschließlich aus kleinen zytoplasmaarmen („nacktkernigen") Zellen besteht, deren Durchmesser 4–9 (im Mittel 6,6) µm beträgt (Mittelwerte für Plattenepithelkarzinome 13,7, für Adenokarzinome 13,2 µm [Müller et al. 1995]). Die Zellen können rund, oval oder spindelig sein, die Zellgrenzen sind schlecht erkennbar. Die hyperchromatischen Kerne zeigen fein granuliertes Chromatin, Nukleolen fehlen oder sind undeutlich. Deutlich ausgeprägtes sog. „nuclear molding" (Kernfältelung). Reichlich Mitosen: jedenfalls mehr als $10/2$ mm^2 (10 HPF= Gesichtsfelder bei starker Vergrößerung), im Median $80/2$ mm^2. Häufig Nekrosen, auch ausgedehnte. In Gebieten mit Nekrosen oft auch basophile Färbung der Gefäßwände infolge von Ablagerung der DNS des nekrotischen Tumors (Azzopardi-Effekt, dies aber nicht für kleinzelliges Karzinom spezifisch).

Das kleinzellige Karzinom ist ein neuroendokrines Karzinom von hohem Malignitätsgrad. Die Diagnose erfolgt aufgrund der Lichtmikroskopie; ein Nachweis neuroendokriner Differenzierung durch Immunhistochemie oder Elektronenmikroskopie ist nicht erforderlich.

■ **Hinweise zur Klinik.** Praktisch nur bei Rauchern vorkommend. Ein kleiner Teil der kleinzelligen Karzinome findet sich auch bei Beschäftigten im Uranbergbau. 90% entstehen zentral. Kleinzellige Karzinome unterscheiden sich im biologischen Verhalten und Ansprechen auf Chemotherapie wesentlich von fast allen nichtkleinzelligen Karzinomen. Siehe auch Abschnitt Haupttypen (S. 17).

Karzinom, kombiniertes großzelliges neuroendokrines (8016/3)

■ **Definition.** Großzelliges neuroendokrines Karzinom (s. dort) mit Komponente von Adeno-, Plattenepithel-, Riesenzell- und/oder Spindelzellkarzinom (Die Kombination eines großzelligen neuroendokrinen Karzinoms und eines kleinzelligen Karzinoms wird als kombiniertes kleinzelliges Karzinom klassifiziert!).

Die vorhandenen nichtgroßzelligen Komponenten sind im pathohistologischen Bericht anzugeben.

■ **Hinweise zur Klinik.** Inwieweit sich das biologische Verhalten vom großzelligen neuroendokrinen Karzinom ohne andere Komponenten unterscheidet, ist derzeit noch nicht klar. Siehe im Übrigen großzelliges neuroendokrines Karzinom, S. 39.

Karzinom, kombiniertes kleinzelliges (8043/3)

■ **Definition.** Kleinzelliges Karzinom (s. dort) kombiniert mit einer zusätzlichen Komponente eines nichtkleinzelligen Karzinoms (meist Adenokarzinom). Im pathohistologischen Bericht sollten die vorhandenen nichtkleinzelligen Komponenten angegeben werden.

■ **Hinweise zur Klinik.** Bis zu 20% aller kleinzelligen Karzinome. Kombinationen mit Adeno- und Plattenepithelkarzinomen werden insbesondere nach neoadjuvanter Chemotherapie beobachtet. Ob prognostische Unterschiede gegenüber dem kleinzelligen Karzinom ohne zusätzliche Komponenten bestehen, ist noch nicht gesichert.

Karzinom, lymphoepitheliomähnliches (8082/3)

■ **Definition.** Großzelliges Karzinom, das Nester großer maligner Zellen in lymphozytenreichem Stroma zeigt und damit dem nasopharyngealen lymphoepithelialen Karzinom ähnelt.

■ **Hinweise zur Klinik.** In westlichen Ländern sehr selten, häufiger in Südostasien, dort meist mit Epstein-Barr-Virus assoziiert. Prognose scheint günstiger als bei anderen Formen des großzelligen Karzinoms zu sein (Chen et al. 1998; Wöckel et al. 1997).

Karzinom mit Spindel- und/oder Riesenzellen (8030/3)

■ **Definition.** Schlecht differenziertes nichtkleinzelliges Karzinom, das aus Spindel- und/oder Riesenzellen besteht.

Stets sollte eine Unterteilung in Spindelzell-, Riesenzell- oder pleomorphes Karzinom vorgenommen werden (s. S. 23)!

Karzinom, mukoepidermoides (8430/3)

■ **Definition.** Maligner epithelialer Tumor, charakterisiert durch plattenepitheliale Zellen, schleimbildende Zellen und Zellen von intermediärem Typ. Im Gegensatz zum adenosquamösen Karzinom sind die schleimbildenden und die plattenepithelialen Zellen eng durchmischt. Verhornung fehlt. Der Tumor ist identisch mit dem Mukoepidermoidkarzinom der Speicheldrüsen.

■ **Hinweise zur Klinik.** Ausgangspunkt gewöhnlich Segment- und Subsegmentbronchien. Meist günstige Prognose, Fernmetastasen nur sehr selten.

Karzinom, nichtkleinzelliges (8046/3)

Diese nicht näher spezifizierende Diagnose sollte nur an sehr kleinen und schlecht erhaltenen Biopsien oder schlecht erhaltenen zytologischen Präparaten gestellt werden.

Karzinom, pleomorphes (8022/3)

■ **Definition.** Schlecht differenziertes nichtkleinzelliges Karzinom, das mindestens je 10% Spindel- und Riesenzellen enthält oder das neben mindestens 10% Spindel- oder Riesenzellen zusätzliche Anteile eines Plattenepithel- oder Adenokarzinom enthält. Im pathohistologischen Bericht soll festgehalten werden, ob Plattenepithel- oder Adenokarzinomanteile vorhanden sind. Immunhistochemischer Nachweis eines epithelialen Markers (Keratin, epitheliales Membranantigen) nicht erforderlich, spindelzellige Morphologie allein genügt für Diagnose.

- **Hinweise zur Klinik.** Seltener, aggressiver Tumor.

Karzinom, unklassifiziertes (8010/3)

Diese Diagnose wird dann gestellt, wenn ein maligner epithelialer Tumor keiner der angeführten Kategorien zugeordnet werden kann und eine Unterscheidung zwischen kleinzelligem und nichtkleinzelligem Karzinom nicht möglich ist.

Karzinosarkom (8980/3)

- **Definition.** Maligner Tumor, der aus einer Karzinomkomponente und aus einer sarkomatösen Komponente mit heterologen Elementen wie malignem Knorpel, Knochen oder Skelettmuskel besteht (wenn die heterologen Elemente fehlen, wird ein sonst gleichartiger Tumor als pleomorphes Karzinom klassifiziert). Die Karzinomkomponente muss nichtkleinzellig sein (sonst wäre ein solcher Tumor als kombiniertes kleinzelliges Karzinom einzuordnen).

- **Hinweise zur Klinik.** Seltener Tumor mit schlechter Prognose.

Klarzelladenokarzinom (8310/3)[1]

- **Definition.** Karzinom, das drüsige Differenzierung zeigt und herdförmig große polygonale Zellen mit wasserklarem oder schaumigem Zytoplasma aufweist.

- **Hinweise zur Klinik.** Siehe Adenokarzinom o.n.A. (S. 31).

---

[1] Nach der ICD-O-3 haben die unterschiedlichen Tumortypen Klarzelladenokarzinom und Klarzellkarzinom die gleiche Code-Nummer!

Klarzellkarzinom (8310/3)[1]

Definition. Großzelliges Karzinom, das durchgängig aus Klarzellen (große polygonale Zellen mit wasserklarem oder feinvakuoligem Zytoplasma) besteht. Die Tumorzellen können (müssen aber nicht) Glykogen enthalten. Wenn herdförmig auch plattenepitheliale oder drüsige Differenzierung ohne Klarzellen zu sehen ist, sind die Tumoren als klarzelliges Plattenepithelkarzinom oder als Klarzelladenokarzinom zu klassifizieren.

Differenzialdiagnose: Metastase klarzelliger Karzinome von Niere, Schilddrüse oder Speicheldrüsen!

Hinweise zur Klinik. Seltene Variante eines großzelligen Karzinoms, klinisch diesem weitgehend ähnlich.

Lungenblastom (8972/3)

Definition. Biphasischer Tumor, der eine primitive epitheliale Komponente (oft ähnlich einem gut differenzierten fetalen Adenokarzinom) und eine primitive mesenchymale Komponente enthält. In letzterer gelegentlich Herde von Osteo-, Chondro- oder Rhabdomyosarkom. In der epithelialen Komponente selten auch plattenepitheliale Zellhaufen.

Hinweise zur Klinik. Vorwiegend bei Erwachsenen (am häufigsten in der 4. Lebensdekade) und in der Lungenperipherie. In der Regel günstige Prognose.

Mischtumor, maligner (8940/3)

Definition. Tumor, der neben den Charakteristika eines pleomorphen Adenoms eindeutige Zeichen der Malignität wie zytologische und strukturelle Anaplasie, pathologische Mitosen oder invasives Wachstum zeigt. Der Tumor gleicht dem entsprechenden Typ der Speicheldrüsentumoren.

Hinweise zur Klinik. Ausgang von Bronchialdrüsen, sehr selten.

---

[1] Nach der ICD-O-3 haben die unterschiedlichen Tumortypen Klarzelladenokarzinom und Klarzellkarzinom die gleiche Code-Nummer!

Plattenepithelkarzinom, basaloides (8083/3)

■ **Definition.** Plattenepithelkarzinom mit deutlicher peripherer Palisadenstellung der Kerne am Rand der Tumorzellnester. Im Gegensatz zum Basaloidkarzinom wenigstens stellenweise Zeichen der plattenepithelialen Differenzierung (Hornperlen, Einzelzellverhornung und/oder Interzellularbrücken).

■ **Hinweise zur Klinik.** Verhalten ähnlich Plattenepithelkarzinom o.n.A., s. S. 46.

Plattenepithelkarzinom in situ (8070/2)

■ **Definition.** Nichtinvasive Neoplasie mit Befall des Epithels in ganzer Dicke, Abgrenzung gegenüber hochgradiger Plattenepitheldysplasie, s. S. 27.

■ **Hinweise zur Klinik.** Vorläuferläsion, z. T. am Rand invasiver Plattenepithelkarzinome nachweisbar, Häufigkeit und Zeitpunkt des Übergangs in invasives Karzinom nicht eindeutig geklärt.

Plattenepithelkarzinom, klarzelliges (8084/3)

■ **Definition.** Plattenepithelkarzinom, das stellenweise große polygonale Tumorzellen mit wasserklarem oder schaumigem Zytoplasma zeigt (zum Teil glykogenhaltig).

■ **Hinweise zur Klinik.** Siehe Plattenepithelkarzinom o.n.A., s. S. 46.

Plattenepithelkarzinom, kleinzelliges (8073/3)

■ **Definition.** Schlecht differenziertes Plattenepithelkarzinom mit kleinen Tumorzellen, die aber die Charakteristika des nichtkleinzelligen Tumors bewahrt haben und herdförmig plattenepitheliale Differenzierung zeigen. Es fehlen die Kennzeichen der Kerne des kleinzelligen Karzinoms, die Zellen sind größer, die Nukleoli deutlicher, die Zellgrenzen gut erkennbar.

I. Tumoren der Lunge

■ **Hinweise zur Klinik.** Prognose wie schlecht differenziertes Plattenepithelkarzinom sonstigen Typs, weiteres s. bei Plattenepithelkarzinom o.n.A. (siehe unten).

Plattenepithelkarzinom, nicht verhornendes (8072/3)

■ **Definition.** Seltene Variante des Plattenepithelkarzinoms, das keine Verhornung, wohl aber Interzellularbrücken zeigt. Histologisch ähnlich Übergangszellkarzinomen anderer Lokalisation.

■ **Hinweise zur Klinik.** Prognostisch wie schlecht differenziertes Plattenepithelkarzinom sonstigen Typs, weiteres s. Plattenepithelkarzinom o.n.A.

Plattenepithelkarzinom o.n.A. (8070/3)

■ **Definition.** Maligner epithelialer Tumor mit Verhornung (d.h. Hornperlenbildung und/oder Einzelzellverhornung) und/oder Interzellularbrücken. Bei einem Teil der Fälle neurokrine Differenzierung (s. S. 18), was im pathohistologischen Bericht anzuführen ist. Oft angrenzend im Bronchialbaum Plattenepithelkarzinom in situ.

■ **Hinweise zur Klinik.** 90% zentral und intermediär lokalisiert, 10% peripher, davon die Hälfte unter dem Bild des Sulcus-superior- bzw. Pancoasttumors (s. S. 15). Makroskopisch in manchen Fällen zentrale Hohlraumbildung (kavernenähnlich). Weiteres s. Abschnitt Haupttypen des Lungenkarzinoms (S. 17).

Plattenepithelkarzinom, papilläres (8052/3)

■ **Definition.** Variante des Plattenepithelkarzinoms mit papillärem Wachstum, wobei die Invasion meist minimal ist oder auch fehlen kann. Für die Diagnose genügen entsprechende zytologische Atypien. Eingeschlossen sind die exzeptionell seltenen Fälle mit dem Bild des verrukösen Karzinoms, die mit HPV-Infektion assoziiert sind.

Histologische Typen 47

■ **Hinweise zur Klinik.** Makroskopisch exophytisch-endobronchiales Wachstum, weiteres s. Plattenepithelkarzinom o.n.A. (s. S. 46).

Riesenzellkarzinom (8031/3)

■ **Definition.** Großzelliges Karzinom, das ausschließlich aus sehr polymorphen viel- und/oder einkernigen Riesenzellen besteht. Die hyperchromatischen Kerne zeigen grobgranuläres Chromatin und deutliche Nukleolen. Oft deutliche Infiltration des Tumors durch Granulozyten oder Lymphozyten.

■ **Hinweise zur Klinik.** Sehr selten, schlechte Prognose.

Rundzelltumor, desmoplastischer (8806/3)

■ **Definition.** Maligner Tumor, der aus unregelmäßigen Zellnestern in dichtem fibrösen oder zellreichem spindelzelligen Stroma besteht, Zellen klein bis mittelgroß, mit spärlich Zytoplasma und z. T. mit sog. „nuclear molding" (Kernfältelung); immunhistochemisch typischerweise Zeichen epithelialer (Zytokeratin-positiv) und muskulärer Differenzierung (Desmin-positiv).

■ **Hinweise zur Klinik.** Bei Heranwachsenden und jungen Erwachsenen. Lokalisation an Lunge und Pleura selten (die meisten dieser Tumoren am Peritoneum).

Siegelringzelladenokarzinom (8490/3)

■ **Definition.** Variante des Adenokarzinoms, die zu mehr als 50% aus Siegelringzellen besteht. Meist fokal als Komponente eines Adenokarzinoms mit gemischtem Zelltyp.

■ **Hinweise zur Klinik.** Extrem selten. Siehe Adenokarzinom o.n.A., S. 31.

Spindelzellkarzinom (8032/3)

Definition. Karzinom, das ausschließlich aus Spindelzellen besteht und sarkomähnliches Wachstum zeigt. Oft ausgeprägte Zellpolymorphie und pathologische Mitosen. Immunhistochemischer Nachweis epithelialer Marker (Keratine, epitheliales Membranantigen) nicht erforderlich.

Hinweise zur Klinik. Sehr selten. Aggressives Verhalten ähnlich pleomorphem Karzinom.

Zystadenokarzinom, muzinöses (8470/3)

Definition. Zystisches Adenokarzinom mit reichlicher Schleimproduktion, ähnlich entsprechenden Tumoren in Ovar, Mamma und Pankreas. Meist fokal als Komponente eines Adenokarzinoms mit gemischtem Subtyp.

Hinweise zur Klinik. Extrem selten. Siehe Adenokarzinom o.n.A., S. 31.

3.4 Alphabetische Liste von Synonymen maligner Tumortypen und Vorläuferläsionen sowie veralteter und obsoleter Bezeichnungen

Immer noch häufig gebrauchte Synonyme sind in Tabelle I.3.5 zusammengestellt.

Tabelle I.3.5. Alphabetische Liste von Synonymen für Bezeichnungen maligner Tumoren und von Vorläuferläsionen sowie veralteter und obsoleter Bezeichnungen

Bezeichnung	Vorzugsbezeichnung	ICD-O-Code-Nummer	Anmerkungen
Adenokarzinom ähnlich fetaler Lunge	Gut differenziertes fetales Adenokarzinom	8333/3	
Adenokarzinom, kolloides	Muzinöses Adenokarzinom	8480/3	
[–, nichtmuzinöses]	–		(1)
Alveolarzellkarzinom	Bronchioloalveoläres Karzinom	8250/3	
[Apud-Karzinom]	–		(2)
[Apudom]	–		(2)
[Azinuszelltumor]	–		(3)
Becherzelladenokarzinom	Bronchioloalveoläres Karzinom	8250/3	
[Blastom]	–		(4)
–, biphasisches	Lungenblastom	8972/3	
–, epitheliales	Gut differenziertes fetales Adenokarzinom	8333/3	
Bronchioloalveolarzellhyperplasie	Atypische adenomatöse Hyperplasie	–	
Bronchioloalveolarzellkarzinom	Bronchioloalveoläres Karzinom	8250/3	
Embryom	Lungenblastom	8972/3	
Epidermoidkarzinom	Plattenepithelkarzinom	8070/3	
Haferzellkarzinom	Kleinzelliges Karzinom	8041/3	
Hyperplasie, alveoläre	Atypische adenomatöse Hyperplasie	–	
alveoläre epitheliale atypische alveoläre	Atypische adenomatöse Hyperplasie	–	
kubischzellige atypische alveoläre	Atypische adenomatöse Hyperplasie	–	
atypische alveoläre	Atypische adenomatöse Hyperplasie	–	
atypische bronchioloalveoläre	Atypische adenomatöse Hyperplasie	–	
[Karzinoid, malignes]	–		(5)
[–, anaplastisches]	–		(6)
[Karzinom, gut differenziertes neuroendokrines]	–		(7)
[–, kleinzelliges vom intermediären Typ]	Kleinzelliges Karzinom	8041/3	(8)
–, metaplastisches	Karzinosarkom	8980/3	
[–, muzinöses]	–		(9)
[–, neuroendokrines]	–		(10)
[–, neuroendokrines gut differenziertes]	–		(7)

Tabelle I.3.5. Fortsetzung

Bezeichnung	Vorzugsbezeichnung	ICD-O-Code-Nummer	Anmerkungen
[Karzinom, neuroendokrines intermediäres]	–		(11)
[–, peripheres kleinzelliges ähnlich Karzinoid]	–		(12)
–, pleomorphes sarkomatoides	Karzinom mit polymorphen sarkomatoiden und sarkomatösen Arealen	8030/3	(13)
[–, polypoides]	–		(14)
–, sarkomatoides	Pleomorphes Karzinom	8022/3	
–, verruköses	Papilläres Plattenepithelkarzinom	8052/3	
Kolloidkarzinom	Muzinöses Adenokarzinom	8480/3	
Lungenblastom, epithelialer Typ	Gut differenziertes fetales Adenokarzinom	8333/3	
Lungentumor, endodermaler ähnlich fetaler Lunge	Gut differenziertes fetales Adenokarzinom	8333/3	
Mukoepidermoidkarzinom	Mukoepidermoides Karzinom	8430/3	
[Oat-cell-Karzinom]	Kleinzelliges Karzinom	8041/3	(8)
Pulmoblastom	Lungenblastom	8972/3	
Tumor, desmoplastischer kleinzelliger (des Kindes und junger Erwachsener)	Desmoplastischer Rundzelltumor	8806/3	
[Tumor, endokriner]	–		(10)
[–, neuroendokriner]	–		(10)
–, pulmonaler endodermaler	Gut differenziertes Adenokarzinom vom fetalen Typ	8333/3	

In eckige Klammern gesetzte Bezeichnungen sind veraltet und/oder obsolet.

(1) Unklar, ob nichtmuzinöses bronchioloalveoläres Karzinom oder Tumor, der nichtmuzinösem Adenokarzinom entspricht.
(2) Obsolet.
(3) Bezeichnung zeigt klinisches Verhalten nicht an, daher zu vermeiden.
(4) Unklar, ob Lungenblastom oder pleuropulmonales Blastom.
(5) Obsolet, weil jedes Karzinoid in Lunge maligne.
(6) Obsolet, weil unklar, ob großzelliges oder kleinzelliges Karzinom gemeint.
(7) Unterschiedlich verwendet; teils für typisches, teils für atypisches Karzinoid, daher nicht empfohlen.
(8) Heute nicht mehr verwendete Bezeichnung für bestimmte kleinzellige Karzinome.

(9) Obsolet, da unklar, ob damit muzinöses Adenokarzinom oder muzinöses bronchioloalveoläres Karzinom gemeint ist.
(10) Differenzierung in verschiedene Arten neuroendokriner Karzinome erforderlich.
(11) Unterschiedlich verwendet, teils für atypisches Karzinoid, teils für großzelliges neuroendokrines Karzinom, daher nicht zu empfehlen.
(12) Unklar, ob Karzinoidtumor oder kleinzelliges Karzinom gemeint.
(13) Sammelbegriff für Spindelzell-, Riesenzell- und pleomorphes Karzinom sowie Karzinosarkom und Lungenblastom.
(14) Obsolet, da in Literatur in unterschiedlicher Weise verwendet.

3.5 Grading

Karzinome

Für Plattenepithelkarzinome, Adenokarzinome und adenosqamöse Karzinome ist ein dreistufiges Grading vorgesehen, wobei bei unterschiedlich differenzierten Arealen der jeweils ungünstigste Grad für die Einordnung maßgeblich ist.

Beim *Plattenepithelkarzinom* gibt die WHO-Klassifikation hierzu folgende Kriterien an:

- G1: Ausgedehnte Verhornung (Hornperlen, Einzelzellverhornung) und/oder Interzellularbrücken.

- G2: Verhornung und/oder Interzellularbrücken gut erkennbar, aber nicht ausgedehnt.

- G3: Nur herdförmig Zeichen der plattenepithelialen Differenzierung (Verhornung, Interzellularbrücken), sonstige Tumorareale vom Aussehen eines großzelligen Karzinoms. Auch höhere mitotische Aktivität.

Für das *Adenokarzinom* gelten die üblichen strukturellen und zytologischen Kriterien; Tumoren mit soliden Komponenten werden als G3 eingestuft.

Beim *adenosquamösen Karzinom* wird die adenokarzinomatöse Komponente nach den Empfehlungen für das Grading der Adenokarzinome, die plattenepitheliale Komponente nach jenen für Plattenepithelkarzinome beurteilt (s. o.). Der endgültige Grad ergibt sich aus dem ungünstigeren Befund.

Für *kleinzellige (einschließlich kombinierte kleinzellige) und großzellige Karzinome* gibt es in der WHO-Klassifikation keine ausdrücklichen Angaben zum Grading, doch spricht ihr klinisches Verhalten wie auch des Fehlen einer lichtmikroskopisch erkennbaren Differenzierung dafür, G4 oder High Grade zu verwenden.

Beim mukoepidermoiden Karzinom wird wie bei den entsprechenden Tumoren der Speicheldrüsen (Seifert 1991) zwischen Low- und High-grade-Tumoren unterschieden.

Für die nachstehenden Tumortypen bzw. Varianten ist der Differenzierungsgrad per definitionem gegeben:

Kleinzelliges Plattenepithelkarzinom	G3
Bronchioloalveoläres Karzinom	G1
Solides Adenokarzinom mit Schleim	G3
Gut differenziertes fetales Adenokarzinom	G1
Siegelringadenokarzinom	G3
Typisches Karzinoid	G1
Atypisches Karzinoid	G2
Pleomorphes Karzinom	G3
Spindelzellkarzinom	G3
Riesenzellkarzinom	G3
Karzinosarkom	G3
Lungenblastom	G3
Adenozystisches Karzinom	G1

Maligne Weichteiltumoren

Das Grading maligner Weichteiltumoren erfolgt nach den Vorschlägen der WHO-Klassifikation für Weichteiltumore (Weiss 1994).

3.6 Histologisches Regressionsgrading

Kleinzellige und auch nichtkleinzellige Karzinome werden heute in bestimmten Stadien primär (neoadjuvant) chemo- oder radiotherapiert und danach reseziert. In diesen Fällen ist die Regression nicht nur klinisch zu bestimmen, sondern auch eine histologische Beurteilung der Tumorregression vorzunehmen.

Eine internationale Standardisierung des histologischen Regressionsgradings ist bisher nicht erreicht. Vor allem in Deutschland wird die Bochumer Methode (Junker et al. 1997; Müller et al. 1998) verwendet, die in gleicher Weise für kleinzellige wie nichtkleinzellige Karzinome anwendbar ist. Als Kriterien einer therapieinduzierten Regression gelten kokardenartige Herde mit zentraler eosinophiler Nekrose, umgebender Resorptionszone mit zahlreichen Schaumzellen und peripherem fibrösen Narbengewebe. Demgegenüber zeigen spontane Tumornekrosen vitale Tumorsäume unmittelbar angrenzend an die Nekrose und peripher überwiegend granulozytäre Reaktion. Nach dem Ausmaß der Tumornekrosen wird zwischen 3 Regressionsgraden unterschieden, wobei der Grad II noch in IIa und IIb unterteilt wird (Tabelle I.3.6).

Tabelle I.3.6. Regressionsgrading von Lungenkarzinomen (Bochumer Methode)

Regressionsgrad	Definition	Beurteilung
I	Keine oder nur geringe (im Allgemeinen spontane) Tumorregression	Non-Response
II	Unvollständige Tumorregression	Non-Response
IIa	Mehr als 10% vitales Tumorgewebe	Non-Response
IIb	Weniger als 10% vitales Tumorgewebe	Response
III	Vollständige Tumorregression ohne Nachweis vitalen Tumorgewebes	Response

Ausdrücklich ist darauf hinzuweisen, dass zwischen klinisch beurteilter Tumorregression und histologischem Tumorregressionsgrad z. T. erhebliche Diskrepanzen bestehen. Zumindest bei nichtkleinzelligen Karzinomen konnte die histologische Regression als unabhängiger Prognosefaktor nachgewiesen werden, nicht aber die klinische Regression (Müller et al. 1995; Junker et al. 2002).

Nach neoadjuvanter Therapie eines bioptisch kleinzelligen Karzinoms findet man am Resektionspräparat nicht selten ausschließlich vitale Strukturen eines differenzierten Karzinoms (Adeno- oder Plattenepithelkarzinom) (Müller et al. 1998; Langner et al. 2000). Dies spricht dafür, dass der Primärtumor tatsächlich ein kombiniertes kleinzelliges Karzinom war (wobei aber in der Biopsie die nichtkleinzellige Komponente nicht mit erfasst wurde) und dass auf die neoadjuvante Therapie nur die kleinzellige Komponente angesprochen hat.

4 Anatomische Ausbreitung vor Therapie
(UICC 1997, 1998, 2001, 2002)

Für Lungenkarzinome aller Art wird die TNM-Klassifikation verwendet, die in der 5. Auflage (UICC 1997, 1998) und in der 6. Auflage (UICC 2002) gleich lautend ist. Sie soll auch beim kleinzelligen Karzinom angewendet werden, nach dem UICC-Supplement 2001 aber nicht bei Karzinoidtumoren. Da aber Therapieentscheidungen auch beim Karzinoidtumor vielfach aufgrund der Kriterien der TNM-Klassifikation getroffen werden (Deutsche Krebsgesellschaft 2002), wird die Anwendung der TNM-Klassifikation auch bei Karzinoidtumoren empfohlen.

Für maligne Lymphome wird die Ann-Arbor-Klassifikation in der in der TNM-Klassifikation publizierten Modifikation angewandt (s. Band Lymphome und Leukämien dieser Buchreihe).

Für alle anderen malignen Tumoren wird die anatomische Ausbreitung nach den Empfehlungen der Tumorbasisdokumentation (Dudeck et al. 1999) in 3 Kategorien beschrieben:

– lokalisiert: begrenzt auf das Ursprungsorgan,
– regionär: Metastasierung in regionäre Lymphknoten und/oder direkte kontinuierliche Ausbreitung auf die Nachbarschaft,
– Fernmetastasen (einschließlich Metastasen in nichtregionäre Lymphknoten).

4.1 TNM/pTNM-Klassifikation für Lungenkarzinome

T/pT-Klassifikation

(p)TX: Primärtumor kann nicht beurteilt werden oder Nachweis von malignen Zellen im Sputum oder bei Bronchialspülungen, jedoch Tumor weder radiologisch noch bronchoskopisch sichtbar

(p)T0: Kein Anhalt für Primärtumor

(p)Tis: Carcinoma in situ

(p)T1: Tumor 3 cm oder weniger in größter Ausdehnung, umgeben von Lungengewebe oder viszeraler Pleura, kein bronchoskopischer Nachweis einer Infiltration proximal eines Lappenbronchus (Hauptbronchus frei)[a]

(p)T2: Tumor mit wenigstens einem der folgenden Kennzeichen hinsichtlich Größe oder Ausbreitung
   Tumor mehr als 3 cm in größter Ausdehnung
   Tumor befällt Hauptbronchus, 2 cm oder weiter distal der Karina
   Tumor infiltriert viszerale Pleura
   Assoziierte Atelektase oder obstruktive Entzündung bis zum Hilus, aber nicht der ganzen Lunge

(p)T3: Tumor jeder Größe mit direkter Infiltration einer der folgenden Strukturen: Brustwand (einschließlich der Sulcus-superior-Tumoren), Zwerchfell, mediastinale Pleura, parietales Perikard; oder Tumor im Hauptbronchus weniger als 2 cm distal der Karina[a], aber Karina selbst nicht befallen oder Tumor mit Atelektase oder obstruktiver Entzündung der ganzen Lunge

(p)T4: Tumor jeder Größe mit Infiltration wenigstens einer der folgenden Strukturen: Mediastinum, Herz, große Gefäße, Trachea, Ösophagus, Wirbelkörper, Karina; vom Primärtumor getrennte Tumorherde im gleichen Lappen oder Tumor mit malignem Pleuraerguss[b]

---

[a] Ein seltener, sich oberflächlich ausbreitender Tumor jeder Größe mit einer nur auf die Bronchialwand begrenzten Infiltration wird auch dann, wenn er sich weiter proximal ausdehnt, als (p)T1 klassifiziert.
[b] Die meisten Pleuraergüsse bei Lungenkarzinomen sind durch den Tumor verursacht. Es gibt jedoch einige wenige Patienten, bei denen die mehrfache zytologische Untersuchung des Pleuraergusses negativ und der Erguss weder hämorrhagisch noch exsudativ ist. Wo diese Befunde und die klinische Beurteilung (nach AJCC 2002 auch durch Videothorakoskopie und Pleurabiopsie) einen tumorbedingten Erguss ausschließen, sollte der Erguss als Kriterium der Klassifikation nicht berücksichtigt und der Tumor als T1, T2 oder T3 eingestuft werden.

Erfordernisse für pT

- pT3 oder weniger: Histologische Untersuchung des Primärtumors ohne makroskopisch erkennbaren Tumor an den Resektionsrändern (mit oder ohne histologischen Tumorbefall)
- pT4: Mikroskopische Bestätigung der direkten Infiltration von Mediastinum, Herz, großen Gefäßen, Karina, Ösophagus, Wirbelkörper oder mikroskopischer Nachweis von vom Primärtumor getrennten Tumorherden im gleichen Lappen oder zytologische Bestätigung maligner Zellen in Pleura- oder Perikarderguss.

Erläuterungen

- Für die Einordnung in die T-Kategorie ist die Größe des invasiven Tumors maßgebend; eine begleitende In-situ-Komponente wird nicht einbezogen.
- Invasion der viszeralen Pleura [bei (p)T2] schließt nicht nur Perforation des Mesothels, sondern auch Infiltration der Lamina propria serosae ein.
- Als direkte Infiltration der viszeralen Pleura [(p)T2] gilt auch die lokale Invasion eines anderen Lungenlappens ohne Nachweis von Tumor an der Pleura.
- Infiltration nur der Pleura mediastinalis gilt als (p)T3; wird aber das unter der Pleura mediastinalis gelegene mediastinale Binde- und Fettgewebe infiltriert, ist (p)T4 zu klassifizieren.
- Zytologische Befunde an Pleuraspülflüssigkeiten (zu Beginn der Thorakotomie oder später durchgeführt) beeinflussen die (p)T-Klassifikation nicht.
- Infiltration der Rippen gilt als (p)T3.
- Invasion des N. phrenicus gilt als (p)T3.
- Direkte Infiltration des parietalen Perikards wird als (p)T3, jene des viszeralen Perikards als (p)T4 gewertet.
- Invasion von Lymphgefäßen oder Venen wird in der T/pT-Klassifikation, sofern es sich nicht um die Invasion großer Gefäße (s. unten) handelt, nicht berücksichtigt.
- Als (p)T4 werden klassifiziert:
  - Stimmbandlähmung infolge Invasion der Nn. recurrentes.
  Stimmbandlähmung bei peripher gelegenen Tumoren, die keinen Bezug zu den Nn. recurrentes haben, ist gewöhnlich durch subaortale

Lymphknotenmetastasen (im Aortenfenster) bedingt. In diesem Falle soll N2 klassifiziert werden (AJCC 2002).
- Obstruktion der V. cava superior.
- Kompression von Trachea oder Ösophagus.
- Als „große Gefäße" [deren Invasion als (p)T4 klassifiziert wird] gelten:
  - Aorta,
  - V. cava superior,
  - V. cava inferior,
  - Truncus pulmonalis,
  - intraperikardialer Anteil der A. pulmonalis links und rechts.
  - intraperikardialer Anteil der rechten und linken V. pulmonalis superior und inferior.

  [Infiltration weiter peripher gelegener Abschnitte von Aa. und Vv. pulmonales darf *nicht* als (p)T4 eingeordnet werden!]
- Bei Sulcus-superior-(Pancoast-)Tumoren gelten Einwachsen in die oberen Äste des Plexus brachialis (C8 und oberhalb) und Kompression der A. oder V. subclavis als (p)T4 (AJCC 2002).
- Tumorherde an der ipsilateralen parietalen und viszeralen Pleura, die nicht in direkter Kontinuität mit dem Primärtumor stehen, gelten als (p)T4.
- Diskontinuierliche Tumorherde (Satelliten) in der parietalen Pleura gelten als (p)T4, in der Brustwand oder im Zwerchfell jenseits der parietalen Pleura als (p)M1.
- Pleuraergüsse werden als (p)T4 klassifiziert, es sei denn, dass mehrfache zytologische Untersuchungen negativ sind. Gleiches gilt für Perikardergüsse.
- Bei *multiplen Tumorherden unterschiedlichen histologischen Typs* richtet sich die (p)T-Klassifikation nach dem am weitesten fortgeschrittenen Tumorherd. Die Multiplizität wird durch den Zusatz von (m) oder der Anzahl der Tumorherde dokumentiert, z. B. T2(m) oder (p)T3(2).

  Multiple Tumorherde gleichen histologischen Typs werden je nach Lokalisation unterschiedlich klassifiziert:
  - multiple Herde nur im gleichen Lappen: (p)T4,
  - multiple Herde in verschiedenen (ipsi- oder kontralateralen) Lappen: (p)M1.
- Nach den Empfehlungen des TNM-Supplement 2001 berücksichtigt die nach neoadjuvanter Radio- und/oder Chemotherapie vorgenommene ypT-Kategorie nicht nur vitales, sondern auch regressiertes Tumorgewebe (Narben, fibrotische Areale, Granulationsgewebe, Schleimseen etc.).

Entsprechend der 6. Auflage von TNM wird jedoch mittels ypTNM nur die „aktuelle Ausbreitung von Tumorgewebe" erfasst. Unseres Erachtens ist darunter die Ausbreitung von vitalem Tumorgewebe zu verstehen. In solchen Fällen sollte gesondert auch die Ausbreitung von regressiertem Tumorgewebe dokumentiert werden, um eine möglichst zuverlässige Schätzung des Ausmaßes der Tumorausbreitung vor Therapie zu erhalten und damit Vergleiche zwischen Patienten mit und ohne neoadjuvante Therapie bezüglich des prätherapeutischen Tumorstatus zu ermöglichen.

N/pN-Klassifikation

(p)NX: Regionäre Lymphknoten können nicht beurteilt werden

(p)N0: Keine regionären Lymphknotenmetastasen

(p)N1: Metastase(n) in ipsilateralen peribronchialen und/oder intrapulmonalen und/oder ipsilateralen Hiluslymphknoten (einschließlich eines Befalls durch direkte Ausbreitung des Primärtumors)

(p)N2: Metastase(n) in ipsilateralen mediastinalen und/oder subkarinalen Lymphknoten

(p)N3: Metastase(n) in kontralateralen mediastinalen, kontralateralen Hilus-, ipsi- oder kontralateralen Skalenus- oder supraklavikulären Lymphknoten

Ramifikation der JSLC (2000):

(p)N1: (p)N1a: Befall der ipsilateralen peribronchialen Lymphknoten
(p)N1b: Befall der ipsilateralen hilären Lymphknoten

(p)N3: (p)N3 alpha: Befall der kontralateralen mediastinalen Lymphknoten
(p)N3 beta: Befall der kontralateralen hilären Lymphknoten
(p)N3 gamma: Befall der (ipsi- und/oder kontralateralen) supraklavikulären oder Skalenuslymphknoten

Erfordernisse für pN

pN0: Histologische Untersuchung üblicherweise von 6 oder mehr regionären Lymphknoten.[1]

pN1: Mikroskopische Bestätigung von Metastasen in ipsilateralen peribronchialen (intrapulmonalen) Lymphknoten oder ipsilateralen hilären Lymphknoten.

pN2: Mikroskopische Bestätigung von Metastasen in ipsilateralen mediastinalen oder subkarinalen Lymphknoten.

pN3: Mikroskopische Bestätigung von Metastasen in kontralateralen hilären oder kontralateralen mediastinalen Lymphknoten oder (ipsi- oder kontralateralen) Skalenus- oder supraklavikulären Lymphknoten.

---

[1] Wenn weniger als 6, aber mindestens ein regionärer Lymphknoten untersucht werden und diese(r) tumorfrei ist/sind, ist dem Befund pN0 in Klammern die Zahl befallener und untersuchter Lymphknoten zuzusetzen, um die Verlässlichkeit der pN-Klassifikation anzuzeigen, z. B. pN0 (0/2).

Erläuterungen

- Wenn regionäre Lymphknoten zwar palpabel oder in bildgebenden Verfahren sichtbar sind, aber keinen klinischen Verdacht auf Metastasen erwecken, ist die klinische Kategorie N0 anzuwenden. N1 wird nur dann angewandt, wenn sich durch Härte der tastbaren Lymphknoten, deren Vergrößerung oder durch Veränderung in den bildgebenden Verfahren hinreichende klinische Evidenz für Metastasierung ergibt. Die Bezeichnung „Adenopathie" ist nicht präzise genug, um Lymphknotenmetastasen anzunehmen.
- Eine Metastasierung in subaortale Lymphknoten (im Aortenfenster) wird angenommen, wenn bei einem peripheren Tumor ohne direkte Beziehung zu den Nn. recurrentes eine Stimmbandlähmung vorliegt (AJCC 2002)
- Direkte Ausbreitung des Primärtumors in regionäre Lymphknoten gilt als regionäre Lymphknotenmetastase.

- Ein vom Primärtumor getrenntes Tumorknötchen im Bindegewebe des Lymphabflussgebietes ohne nachweisbare Reste eines Lymphknotens wird nach der 5. Auflage von TNM (gültig bis 31.12.2002) dann als regionäre Lymphknotenmetastase klassifiziert, wenn es über 3 mm groß ist. Nach der 6. Auflage von TNM (gültig ab 01.01.2003) wird ein solches Knötchen ungeachtet der Größe als regionäre Lymphknotenmetastase klassifiziert, wenn es die Form und glatte Kontur eines Lymphknotens aufweist.
- Nachweis ausschließlich von isolierten (disseminierten) Tumorzellen in den Sinus von regionären Lymphknoten (sog. Tumorzellemboli, sog. Mikroinvasion) durch morphologische Methoden (insbesondere Immunzytochemie) oder durch molekularpathologische Methoden beeinflusst die pN-Klassifikation nicht (Hermanek et al. 1999; UICC 2001; 2002). Die entsprechenden Befunde sollten wie folgt dokumentiert werden:
  - pN0(i–): bei morphologischer Untersuchung isolierte Tumorzellen nicht nachweisbar.
  - pN0(i+): bei morphologischer Untersuchung isolierte Tumorzellen nachweisbar.
  - pN0(mol–): negativer Befund bei molekularpathologischer Untersuchung.
  - pN0(mol+): positiver Befund bei molekularpathologischer Untersuchung.
- Ausschließliches Vorkommen von Mikrometastasen, d. h. Metastasen mit einer größten Ausdehnung von 2 mm oder weniger, wird durch den Zusatz von „mi" gekennzeichnet: pN1(mi).
- Nach den Empfehlungen des TNM-Supplement 2001 berücksichtigt die nach neoadjuvanter Radio- und/oder Chemotherapie vorgenommene ypN-Kategorie nicht nur vitales, sondern auch regressiertes Tumorgewebe (Narben, fibrotische Areale, Granulationsgewebe, Schleimseen etc.). Entsprechend der 6. Auflage von TNM wird jedoch mittels ypTNM nur die „aktuelle Ausbreitung von Tumorgewebe" erfasst. Unseres Erachtens ist darunter die Ausbreitung von vitalem Tumorgewebe zu verstehen. In solchen Fällen sollte gesondert auch das Vorkommen von Narben, fibrotischen Arealen, Granulationsgewebe, Schleimseen etc. in Lymphknoten dokumentiert werden, um eine möglichst zuverlässige Beurteilung des Lymphknotenstatus vor Therapie zu erhalten und damit Vergleiche zwischen Patienten mit und ohne neoadjuvante Therapie bezüglich des prätherapeutischen Tumorstatus zu ermöglichen.

M/pM-Klassifikation

(p)MX: Fernmetastasen können nicht beurteilt werden

(p)M0: Keine Fernmetastasen

(p)M1: Fernmetastasen, einschließlich vom Primärtumor getrennter Tumorherde in einem anderen Lungenlappen (ipsilateral oder kontralateral)

Ramifikation UICC 2001

(p)M1a: Ausschließlich vom Primärtumor getrennte(r) Tumorherd(e) gleicher Histologie in einem anderen Lappen (ipsi- oder kontralateral)

(p)M1b: Andere Fernmetastasen (einschließlich nichtregionäre Lymphknotenmetastasen)

Ramifikation nach Heidelberger Vorschlag[a]:

M1a: (i) Tumorherde in einem anderen ipsilateralen Lappen
     (ii) Tumorherde in einem anderen kontralateralen Lappen

[a] Daten der Thoraxklinik Heidelberg-Rohrbach sprechen dafür, dass getrennte Tumorherde in einem ipsilateralen anderen Lappen sich günstiger verhalten als jene in einem kontralateralen Lappen, und zwar ähnlich wie (p)T4 (Bülzebruck u. Hermanek 1999). Um diese Hypothese zu testen, wird daher eine Ramifikation von M1a vorgeschlagen.

Erfordernisse für pM

Mikroskopischer (histologischer oder zytologischer) Nachweis von Fernmetastasen (einschließlich vom Primärtumor getrennter Tumorherde gleicher Histologie in einem anderen ipsi- oder kontralateralen Lappen und einschließlich nichtregionärer Lymphknotenmetastasen).

Erläuterungen

- Beim Lungenkarzinom gelten als Fernmetastasen:
  a) diskontinuierliche Tumorherde in einem anderen (ipsi- oder kontralateralen Lungenlappen),

b) diskontinuierliche Tumorherde in der ipsilateralen Brustwand und im ipsilateralen Zwerchfell,
c) diskontinuierliche Tumorareale außerhalb des ipsilateralen Hemithorax, ausgenommen Lymphknotenmetastasen in den ipsi- und kontralateralen Skalenus- und supraklavikulären Lymphknoten (diese werden als N3 klassifiziert).

- Tumorknoten in der ipsilateralen Pleura gelten nicht als Fernmetastasen, wohl aber solche in der kontralateralen Lunge und/oder Pleura.
- Lymphgefäßinvasion in der kontralateralen Lunge gilt als pM1.
- Nachweis isolierter (disseminierter, zirkulierender) Tumorzellen in Knochenmarkbiopsien beeinflusst die M/pM-Klassifikation nicht. Jedoch sollten die entsprechenden Befunde wie folgt dokumentiert werden (Hermanek et al.1999, UICC 2001, 2002):
  - M0 (i): bei morphologischer Untersuchung isolierte Tumorzellen nicht nachweisbar,
  - M0(+): bei morphologischer Untersuchung isolierte Tumorzellen nachweisbar,
  - M0(mol–): negativer Befund bei molekularpathologischer Untersuchung,
  - M0(mol+): positiver Befund bei molekularpathologischer Untersuchung.

  Erfolgen entsprechende Untersuchungen an anderen Fernorganen oder Blut, wird dies zusätzlich angegeben, z. B. M0 (i+, Leber) oder M0 (mol–, Blut).
- Positive Zytologie im Aszites oder in Peritonealspülflüssigkeit bei makroskopisch und – sofern untersucht – mikroskopisch tumorfreiem Peritoneum wird als M1(cy+) klassifiziert.

▬▬▬ Schema zur TNM-Klassifikation

Hinweis: Angaben zu den durch einen seitlichen Balken gekennzeichneten Zeilen beziehen sich auf fakultative Ramifikationen

		TNM	pTNM
Primärtumor	Primärtumor kann nicht beurteilt werden oder Nachweis von malignen Zellen im Sputum oder bei Bronchialspülung, jedoch Tumor weder radiologisch noch bronchoskopisch nachweisbar	○ TX	○ pTX

Kein Anhalt für Primärtumor	○ T0	○ pT0
Carcinoma in situ	○ Tis	○ pTis
Tumor mit Infiltration begrenzt auf die Bronchialwand	○ T1	○ pT1
Tumor mit Infiltration über die Bronchialwand hinaus	○ T1	○ pT1
Tumorgröße[a]		
≤3 cm	○ T1	○ pT1
>3 cm	○ T2	○ pT2
Atelektase/obstruktive Entzündung		
Keine	○ –	○ –
Bis Hilus, aber nicht ganze Lunge	○ T2	○ pT2
Ganze Lunge	○ T3	○ pT3
Hauptbronchusbefall		
Keiner	○ –	○ –
≥2 cm distal Karina	○ T2	○ pT2
<2 cm distal Karina	○ T3	○ pT3
Karinabefall	○ T4	○ pT4
Pleurabefall		
Keiner	○ –	○ –
Direkte Invasion der Pleura visceralis[b]	○ T2	○ pT2
Direkte Invasion der Pleura parietalis oder Pleura mediastinalis	○ T3	○ pT3
Maligner Pleuraerguss	○ T4	○ pT4
Diskontinuierlicher Befall ipsilateraler Pleura visceralis, parietalis und/oder mediastinalis[c]	○ T4	○ pT4
Diskontinuierliche Tumorherde/ Satelliten im gleichen Lungenlappen		
Nein	○ –	○ –
Ja	○ T4	○ pT4
Direkte kontinuierliche Ausbreitung jenseits Pleura parietalis und mediastinalis (Mehrfachauswahl möglich!)[c]		
Keine	○ –	○ –

	Brustwand (einschließlich Sulcus-superior-Tumor)[c]	○ T3	○ pT3
	Zwerchfell	○ T3	○ pT3
	N. phrenicus	○ T3	○ pT3
	Parietales Perikard	○ T3	○ pT3
	Viszerales Perikard	○ T4	○ pT4
	Maligner Perikarderguss	○ T4	○ pT4
	N. recurrens (Stimmbandlähmung) (außer bei peripheren Tumoren ohne Beziehung zu N. recurrens)	○ T4	○ pT4
	Mediastinum	○ T4	○ pT4
	Herz	○ T4	○ pT4
	Große Gefäße[d]	○ T4	○ pT4
	Bei Sulcus-superior- (Pancoast-)-Tumor:		
	Kompression von A. oder V. subclavia	○ T4	○ pT4
	Befall der oberen Äste des Plexus brachialis (C8 und oberhalb)	○ T4	○ pT4
	Trachea (einschließlich Kompression)	○ T4	○ pT4
	Ösophagus (einschließlich Kompression)	○ T4	○ pT4
	Wirbelkörper	○ T4	○ pT4
	Höchste T-Kategorie nach obigen Befunden: T____	○ T...	○ pT...
Regionäre Lymphknoten	Regionäre Lymphknoten können nicht beurteilt werden	○ NX	○ pNX
	Keine regionären Lymphknotenmetastasen	○ N0	○ pN0
	Metastasen in ipsilateralen intrapulmonalen, peribronchialen oder hilären Lymphknoten (einschließlich Befall durch direkte Ausbreitung des Primärtumors)	○ N1	○ pN1

	Metastasen in ipsilateralen mediastinalen und/oder subkarinalen Lymphknoten[e]	○ N2	○ pN2
	Metastasen in kontralateralen hilären oder mediastinalen oder in (ipsi- oder kontralateralen) Skalenus- oder supraklavikulären Lymphknoten	○ N3	○ pN3
Fernmetastasen	Vorliegen von Fernmetastasen kann nicht beurteilt werden	○ MX	○ pMX
	Keine Fernmetastasen	○ M0	○ pM0
	Fernmetastasen (einschließlich vom Primärtumor getrennter Tumorherde gleicher Histologie in einem anderen Lungenlappen)	○ M1	○ pM1
	Ausschließlich von Primärtumor getrennte Tumorherde gleicher Histologie in einem anderen Lungenlappen	○ M1a	○ pM1a
	Ipsilateral	○ M1a(i)	○ M1a(i)
	Kontralateral	○ M1a(ii)	○ pM1a(ii)
	Andere Fernmetastasen	○ M1b	○ pM1b

[a] Maßgeblich ist ausschließlich die Größe des invasiven Tumors.
[b] Als direkte Invasion der viszeralen Pleura gilt auch die lokale kontinuierliche Invasion eines anderen Lungenlappens ohne Nachweis von Tumor an der Pleura.
[c] Diskontinuierliche Tumorherde in Brustwand oder im Zwerchfell jenseits der parietalen Pleura gelten als Fernmetastasen.
[d] Als große Gefäße gelten Aorta, V. cava superior, V. cava inferior, Truncus pulmonalis und die intraperikardialen Anteile von linker und rechter A. und V. pulmonalis.
[e] N2 wird auch klassifiziert, wenn eine Stimmbandlähmung vorliegt und der Tumor peripher liegt und keine Beziehung zum N. recurrens hat.

```
TNM:    T_____ N_____ M_____
pTNM:   pT_____ pN_____ pM_____
```

I. Tumoren der Lunge

Klinische Stadiengruppierung

	M0				M1
	N0	N1	N2	N3	
Tis	St. 0				
T1	St. IA	St. IIA	St. IIIA	St. IIIB	St. IV
T2	St. IB	St. IIB			
T3	St. IIB				
T4					

Erläuterungen

- Wenn TX
  - Sofern M1: Stadium IV
  - Sofern N3M0: Stadium IIIB
  - Sonst: Stadium unbestimmt
- Wenn NX
  - Sofern M1: Stadium IV
  - Sofern Tis: Stadium 0
  - Sonst: Stadium unbestimmt
- Wenn MX
  - Sofern Tis: Stadium 0
  - Sonst: Stadium unbestimmt

Definitive Stadiengruppierung

Für die definitive Stadiengruppierung sind bezüglich Primärtumor und regionären Lymphknoten pT und pN maßgebend. Nur wenn pTX bzw. pNX vorliegt, wird die klinische T- bzw. N-Kategorie für die definitive Stadiengruppierung herangezogen.

Bei Unterschieden zwischen der klinisch festgestellten M-Kategorie und der pathologischen pM-Kategorie ist im Einzelfall jeweils unter Berücksichtigung der Gesamtsituation festzulegen, welche Kategorie für die Gesamtbeurteilung (Gesamt-M) bei der Stadiengruppierung maßgeblich ist.

	Gesamt-M0				Gesamt-M1
	pN0	pN1	pN2	pN3	
pTis	St. 0				
pT1	St. IA	St. IIA	St. IIIA		St. IV
pT2	St. IB	St. IIB			
pT3	St. IIB			St. IIIB	
pT4					

- Wenn pTX und TX *oder* pTX und T0 *oder* pT0:
    - Sofern Gesamt-M1: Stadium IV
    - Sofern pN3 Gesamt-M0: Stadium IIIB
    - Sonst: Stadium unbestimmt
- Wenn pNX und NX
    - Sofern Gesamt-M1: Stadium IV
    - Sofern pTis: Stadium 0
    - Sonst: Stadium unbestimmt
- Wenn Gesamt-MX
    - Sofern pTis: Stadium 0
    - Sonst: Stadium unbestimmt

Vorschlag zur Vereinfachung der Stadiengruppierung

In die UICC-Stadien IB und besonders IIA sind nur wenige Patienten einzuordnen. Daher wurde von Bülzebruck et al. 2000 vorgeschlagen, die Stadiengruppierung für die Stadien IA bis IIA zu ändern, wodurch zwei Stadien bzw. Substadien entstehen, die mit größeren Patientenzahlen vertreten sind:

Derzeitige UICC-Stadien		Vorschlag Bülzebruck et al. 2002
IA	T1 N0 M0	I
IB	T2 N0 M0	IIA
IIA	T1 N1 M0	

C-Faktor

Die klinische TNM-Klassifikation ist je nach angewandten Untersuchungsmethoden unterschiedlich verlässlich. Dies kann durch Angabe des C-(Certainty-)Faktors dokumentiert werden. Die pTNM-Klassifikation entspricht stets C4.

- Primärtumor
  - C1: Klinische Untersuchung, Thoraxröntgenaufnahmen, Thoraxdurchleuchtung, Sputumzytologie
  - C2: Bronchoskopie (einschließlich Bronchialbiopsie, -bürstenzytologie und -lavage), Thorakoskopie (einschließlich Biopsie und Pleuralavage), Sonographie, CT, MRT, Szintigraphie, Angiographie, Feinnadelbiopsie, PET
  - C3: Chirurgische Exploration (Thorakotomie)
- Regionäre Lymphknoten
  - C1: Klinische Untersuchung
  - C2: Sonographie, CT, Mediastinoskopie (einschließlich Biopsie), Ösophaguskontrastbreipassage, Angiographie, PET
  - C3: Chirurgische Exploration (Thorakotomie, Mediastinotomie)
- Fernmetastasen
  - C1: Klinische Untersuchung, Thoraxröntgenaufnahmen
  - C2: Elektroenzephalogramm, Sonographie, CT, MRT, Szintigraphie, Myelographie, Thorakoskopie, Laparoskopie
  - C3: Chirurgische Exploration

4.2 Häufig verwendete Bezeichnungen, die auf TNM/pTNM beruhen

Frühkrebs (early carcinoma)

In Japan häufig verwendeter Begriff zur Beschreibung einer prognostisch günstigen Form von pT1N0-Tumoren, die im TNM-System nicht gesondert erfasst wird (Übersicht bei Hermanek 1989). Gelegentlich verwendete Synonyme sind „superficial carcinoma" oder „microinvasive carcinoma" (McKee et al. 2001).

Der Frühkrebs wird wie folgt definiert:

- a. bei zentraler Lage:
    - Ausgang im Segmentbronchus oder weiter zentral,
    - kontinuierliches Tumorwachstum begrenzt auf Bronchialwand (angrenzendes Lungenparenchym tumorfrei),
    - regionäre Lymphknoten histologisch tumorfrei;
- b. bei peripherer Lage:
    - Ausgang im Subsegmentbronchus oder weiter peripher,
    - größter Durchmesser (gemessen am Resektat) kleiner als 2 cm,
    - keine Infiltration der Pleura visceralis,
    - regionäre Lymphknoten histologisch tumorfrei.

Nach dieser Definition kann ein Frühkrebs ausschließlich nach Tumorresektion diagnostiziert werden.

Bei zentralen Frühkrebsen kann man zwischen polypoiden, intraluminal wachsenden und oberflächlich ulzerierten Formen unterscheiden; nach Müller u. Fisseler-Eckhoff 1998 handelt es sich hierbei ausschließlich um Plattenepithelkarzinome.

Okkultes Karzinom

Karzinom, das durch bildgebende Verfahren und bronchoskopisch nicht erkennbar, aber durch zytologischen Tumornachweis in Sputum oder Bronchialspülungen nachgewiesen ist (TXN0M0).

Mikrokarzinom

Dieser Begriff wird verwendet für klinisch nicht aufgedeckte, erst bei der Obduktion entdeckte Primärtumoren der Lunge mit einem Durchmesser von meist nur 3–10 mm, die klinisch durch ausgedehnte Metastasierung manifest werden und meist kleinzelligen Karzinomen entsprechen (Müller et al. 1998).

4.3 Limited versus Extensive Disease

Für kleinzellige Lungenkarzinome wurde in den 70er-Jahren von der Veterans Administration Lung Cancer Study Group (VALG; Zelen 1973) eine Unterteilung in „limited disease" (begrenzt auf einen Hemithorax) und „extensive disease" (weiter fortgeschrittene Ausbreitung) eingeführt.

Später wurde diese Einteilung mehrfach modifiziert (International Association for the Study of Lung Cancer (IASLC [Stahel et al. 1989], Marburger Klassifikation [Wolf u. Havemann 1995]), wodurch eine störende Verwirrung und Uneinheitlichkeit in der Klassifikation resultierte, s. nachstehende Tabellen I.4.1. bis I.4.4. (teilweise modifiziert nach Deutsche Krebsgesellschaft 2002). Im Allgemeinen wird heute – entsprechend der IASLC – beim UICC-Stadium I–IIIB „limited disease", beim Stadium IV „extensive disease" angenommen (AJCC 2002).

Tabelle I.4.1. Stadieneinteilung der VALG (Zelen 1973)

Limited disease (LD)
- Der Tumor ist auf einen Hemithorax begrenzt, obwohl eine lokale Ausdehnung möglich ist
- Keine extrathorakalen Metastasen mit Ausnahme möglicher ipsilateraler supraklavikulärer Lymphknoten, wenn sie in das gleiche Strahlenfeld wie der Primärtumor eingeschlossen werden können

Extensive disease (ED)
- Jede Ausbreitung über limited disease hinaus

Tabelle I.4.2. Stadieneinteilung der IASLC (Stahel et al. 1989)

Limited disease (LD)
Der Tumor ist auf einen Hemithorax begrenzt
- Mit oder ohne ipsilaterale oder kontralaterale mediastinale oder supraklavikuläre Lymphknotenmetastasen
- Mit oder ohne ipsilateralen Pleuraerguss unabhängig vom zytologischen Befund

Extensive disease (ED)
Jede Ausbreitung über limited disease hinaus

Tabelle I.4.3. Stadieneinteilung nach der Marburger Klassifikation (Wolf u. Havemann 1995)

„Very limited disease" (VLD)
- Primärtumor von Lungengewebe oder viszeraler Pleura umgeben mit maximal partieller Atelektase
- Kleiner Winkelerguss ohne maligne Zellen
- Lymphknotenbefall hilär ipsilateral

„Limited disease" (LD)
- Primärtumor mit Thoraxwand-, mediastinaler Pleura- oder Diaphragmainfiltration
- Totalatelektase einer Lunge
- Lymphknotenbefall mediastinal ipsi- oder kontralateral sowie kontralateral-hilär

Tabelle I.4.3. Fortsetzung

„Extensive disease" (ED I)
- Primärtumor mit Herz-, Ösophagus- oder Wirbelsäuleninfiltration
- Maligner Perikarderguss
- Maligner Pleuraerguss
- Rekurrens-, Phrenikusparese
- V.-cava-superior-Syndrom
- Lymphknotenbefall supraklavikulär ipsi- oder kontralateral

„Extensive disease" IIa (ED IIa)
- Hämatogene Fernmetastasen in *einem* Organ einschließlich kontralateraler Lungenbefall

„Extensive disease" IIb (ED IIb)
- Hämatogene Fernmetastasen in mehr als einem Organ

Tabelle I.4.4. Vergleich verschiedener Stadieneinteilungen beim kleinzelligen Lungenkarzinom

UICC (1997)	VALG (Zelen 1973)	IASLC (Stahel et al. 1989)	Wolf u. Havemann (1995)
I	Immer LD	Immer LD	Immer VLD
IIA	Immer LD	Immer LD	Immer VLD
IIB	Immer LD	Immer LD	Teils VLD, teils LD, selten ED I
IIIA	Immer LD	Immer LD	Meist LD, selten ED I
IIIB	meist ED, selten LD	Immer LD	Teils LD, teils ED I
IV	Immer ED	Immer ED	ED IIA Fernmetastasen nur in einem Organ ED IIB Fernmetastasen in mehr als einem Organ

LD limited disease, *ED* extensive disease, *VDL* very limited disease, *ED I* extensive disease I, *ED II* extensive disease II.

Die TNM-Klassifikation wurde seit der 4. Auflage bewusst in Hinblick auf die Anwendbarkeit auch beim kleinzelligen Lungenkarzinom konzipiert. Sie ist auch für die Therapieplanung und Prognose von kleinzelligen Lungenkarzinomen von Bedeutung und sollte generell angewandt werden (AJCC 2002; Deutsche Krebsgesellschaft 2002; Hermanek u. Bülzebruck 1998; Mountain 1988, 1996; Sunder-Plassmann 1995, 2001).

5 Anatomische Ausbreitung nach Therapie

5.1 Residualtumor-(R-)Klassifikation
(UICC 1997, 2001, 2002; Hermanek u. Wittekind 1994)

Jede pathologische Untersuchung exzidierter Tumoren hat Aussagen zur Beschaffenheit der Resektionsränder zu liefern.

Bei Standardresektionen (Lobektomie, Bilobektomie, Pneumonektomie) ist der hiläre Resektionsrand im Allgemeinen frei von Tumorgewebe. Wenn die Distanz zwischen Tumor und hilärem Resektionsrand makroskopisch 15 mm oder weniger beträgt, sollen longitudinale Proben von den hilären Rändern zur histologischen Untersuchung eingebettet werden. Bei größerer Entfernung wird ein Querschnitt der Bronchialresektion eingebettet. Dabei ist die Miteinbettung des peribronchialen Weichteilgewebes am hilären Resektionsrand entscheidend, weil die Wahrscheinlichkeit eines Tumornachweises hier infolge der Tumorausbreitung im peribronchialen Gewebe im Allgemeinen größer ist.

Bei eingeschränkt radikalen Verfahren wie Keil- oder Segmentresektionen sind auch die Resektionsflächen im Lungengewebe histologisch zu untersuchen.

Bei broncho- und tracheoplastischen Eingriffen ist die histologische Untersuchung der Bronchial- bzw. Trachealresektionsränder obligat. Bei Tumoren, die Nachbarstrukturen, z. B. Brustwand oder Perikard infiltrieren, werden auch die Resektionsränder an den mitentfernten Nachbarstrukturen untersucht.

Zur Identifikation der tatsächlichen Resektionsränder in den histologischen Schnitten empfiehlt sich deren Markierung vor der Einbettung durch Tusche, Silbernitratlösung oder Tipp-Ex.

Nach den Regeln der UICC wird R1 nur diagnostiziert, wenn histologisch Tumor direkt an der Resektionslinie gefunden wird (Schnitt durch Tumorgewebe; UICC 2001). Es empfiehlt sich aber, bei R0-Fällen, bei denen der Tumor nur 1 mm oder weniger von der Resektionslinie entfernt ist, diesen Befund zu dokumentieren (Tumor „nahe an Resektionsrand").

Als invasiver Tumor an den Resektionslinien werden sowohl kontinuierliche Primärtumorausläufer als auch diskontinuierliche Tumorherde (sog. Satelliten) und etwaige durchtrennte Lymphknotenmetastasen berücksichtigt. Tumorzellen in Lymph- oder Blutgefäßen am Resektionsrand werden nur dann als R1 klassifiziert, wenn sie Kontakt mit dem Endothel oder Invasion der Gefäßwand zeigen. Andernfalls werden sie als in Lymphe oder Blut frei zirkulierende Tumorzellen in der R-Klassifikation nicht erfasst (Wittekind et al. 2002).

Wenn lediglich eine begleitende intraepitheliale Komponente (Carcinoma in situ) am Resektionsrand nachgewiesen wird, nicht aber infiltrativer Tumor, wird dies durch R1(is) gekennzeichnet.

Werden für die R-Klassifikation spezielle Methoden verwendet, z. B. zusätzliche Imprintzytologie der Resektionsränder, soll dies gesondert dokumentiert werden.

Der Nachweis isolierter (disseminierter) Tumorzellen in regionären Lymphknoten, Knochenmarkbiopsien, anderen Fernorganen oder Blut beeinflusst die R-Klassifikation nicht. Entsprechende morphologische (z. B. zytologische oder immunhistochemische) Befunde werden durch den Zusatz „(i–)" oder „(i+)", molekularpathologische Befunde durch den Zusatz „(mol–)" oder „(mol+)" dokumentiert, z. B. R0(i+) oder R0(mol–) (Hermanek et al. 1999; UICC 2001, 2002).

Der zytologische Nachweis maligner Zellen in Pleuraergüssen oder Pleuraspülflüssigkeiten ohne makroskopischen oder histologischen Nachweis von Pleurametastasen wird durch R1(cy+) gekennzeichnet.

Bei Tumorresektionen mit systematischer Lymphadenektomie wird der Befall des Grenzlymphknotens (apikaler Lymphknoten, d. h. am weitesten vom Primärtumor entfernter Lymphknoten nahe der Resektionslinie) in der R-Klassifikation nicht berücksichtigt, es sei denn, der Grenzylymphknoten wäre durch die Resektionslinie durchtrennt worden.

5.2 Japanische „Curativity"-Klassifikation

In Japan (JLCS 2000) wird auch die sog. Curativity beurteilt, was einer Erweiterung der R-Klassifikation entspricht. Dabei werden 3 Kategorien unterschieden (Tabelle I.5.1).

Tabelle I.5.1. Japanische „Curativity"-Klassifikation

Curativity A:	R0, soweit nicht Curativity B
Curativity B:	R0, Stadium IV Positive Zytologie in Pleura- oder Perikardergüssen Dissemination in parietaler oder viszeraler ipsilateraler Pleura R1, 2
Curativity C:	RX

5.3 Japanische Klassifikation der Lymphknotendissektionen
(JSLC 2000)

In Japan wird das Ausmaß der Lymphknotendissektion bei chirurgischer Therapie durch eine eigene ND- („node dissection"-)Klassifikation beschrieben. Diese berücksichtigt die Unterteilung der Lymphknotenstationen in die Gruppen 1, 2a, 2b, 3-alpha, 3-beta und 3-gamma, die je nach Tumorlokalisation unterschiedlich definiert sind (Tabelle I.5.2).

Tabelle I.5.2. Klassifikation der Lymphknotendissektionen nach JSLC (2000)

ND0:	Keine Dissektion oder inkomplette Dissektion der Gruppe-1-Lymphknoten (Tabelle I.5.3)
ND1:	Dissektion der Gruppe-1-Lymphknoten (s. Tabelle I.5.3)
ND2a:	Zusätzlich zur ND1-Dissektion auch Dissektion der Gruppe 2a-Lymphknoten:
Rechte Lunge	Lymphknotenstationen
Oberlappen oder Mittellappen oder Ober- und Mittellappen	1–7
Unterlappen oder Mittel- und Unterlappen oder Ober- und Unterlappen oder alle Lappen oder Intermediärbronchus- oder Hauptbronchusbefall	1–9
Linke Lunge	
Oberlappen	1–7
Unterlappen oder Ober- und Unterlappen oder Hauptbronchusbefall	1–9
ND2b:	Zusätzlich zur ND2a-Dissektion auch Dissektion der Gruppe-2b-Lymphknoten:
Rechte Lunge	Lymphknotenstationen
Oberlappen oder Mittellappen oder Ober- und Mittellappen	3a, 3p, 8, 9
Unterlappen oder Mittel- und Unterlappen oder Ober- und Unterlappen oder alle Lappen oder Intermediärbronchus- oder Hauptbronchusbefall	3a, 3p
Linke Lunge	
Oberlappen	3a, 3p, 8, 9
Unterlappen oder Ober- und Unterlappen oder Hauptbronchusbefall	3a, 3p
ND3-alpha:	Zusätzlich zur ND2b-Dissektion auch Dissektion der kontralateralen mediastinalen Lymphknoten
ND3-beta:	Zusätzlich zur ND2b-Dissektion auch Dissektion der kontralateralen mediastinalen und hilären Lymphknoten
ND3-gamma:	Zusätzlich zur ND2b-Dissektion auch Dissektion der kontralateralen mediastinalen und hilären Lymphknoten und der supraklavikulären Lymphknoten

Tabelle I.5.3. Gruppe-1-Lymphknoten nach JSLC 2000

Rechte Lunge	Lymphknotenstationen	10	11s	11i	12u	12m	12l	13	14
Oberlappen		+	+		+			+	+
Mittellappen		+	+	+		+		+	+
Unterlappen		+		+			+	+	+
Ober- und Mittellappen		+	+	+	+	+		+	+
Ober- und Unterlappen		+	+	+	+		+	+	+
Mittel- und Unterlappen oder Intermediärbronchusbefall		+	+	+		+	+	+	+
Alle Lappen oder Hauptbronchusbefall		+	+	+	+	+	+	+	+

Linke Lunge	Lymphknotenstationen	10	11	12u	12l	13	14
Oberlappen		+	+	+		+	+
Unterlappen		+	+		+	+	+
Ober- und Mittellappen oder Hauptbronchusbefall		+	+	+	+	+	+

6 Multidimensionale Klassifikation in Prognosegruppen

Da für die Prognose von Lungenkarzinomen neben der anatomischen Ausbreitung vor und nach Therapie auch verschiedene anderen Faktoren maßgeblich sind, wurden mehrfach Versuche unternommen, die Patienten unter Berücksichtigung multipler Faktoren in Prognosegruppen zu unterteilen (Tabelle I.6.1)

Tabelle I.6.1. Multidimensionale Klassifikationen in Prognosegruppen

Für Patienten mit Lungenkarzinomen aller Typen:
   CST-(composite clinical-severity-TNM-)System (Feinstein u. Wells 1990)

Für Patienten mit nichtkleinzelligem Karzinom:
   Prognostic-Factor-Risk Index (Shinkai et al. 1992)

Für Patienten mit kleinzelligem Karzinom:
   Manchester-Score (Czerny et al. 1987)
   Prognostic Staging System (Sagman et al. 1991)
   Marburger Prognosegruppen (Wolf 1998)

6.1 CST-(Composite-Clinical-Severity-TNM-)System
(Feinstein u. Wells 1990)

Anwendbar bei allen histologischen Tumortypen!

Feinstein und seine Gruppe haben sich seit langem um die Berücksichtigung der klinischen Symptomatik und der Komorbidität beim Staging solider Tumoren verschiedener Lokalisation bemüht (Feinstein 1966, 1970). Ein entsprechendes System für Lungenkarzinome wurde von Feinstein u. Wells 1990 publiziert. Dabei werden 5 „composite clinical-severity stages" (CCS) und die TNM-Stadien (4. Aufl. 1987) in einem „CST- (composite clinical-severity-TNM-)System" zusammengefasst. Die Definitionen sind in Tabelle I.6.2 und Abb. I.6.1 dargestellt.

Tabelle I.6.2. „Composite clinical-severity stages" (CCS)

Stage A:	*Asymptomatisch* Keine dem Lungenkarzinom zuzuordnenden Symptome zum Zeitpunkt der Diagnose (in Anamnese vorübergehendes Auftreten der unter B genannten pulmonalen Symptome erlaubt)
Stage B:	*Pulmonale und/oder systemische Symptome* Pulmonale Symptome: Husten (neu aufgetreten oder Veränderung chronischen Hustens), Hämoptoe, keuchendes Atmen, Dyspnoe, Zeichen einer pulmonalen Infektion, insbesondere Lungenentzündung, Brustschmerzen ohne lokale Brustwandläsionen Systemische Symptome: Appetitlosigkeit, Gewichtsverlust als auffallendes Ereignis, paraneoplastische Syndrome
Stage C:	*Durch regionale und/oder mediastinale Metastasen bedingte Symptome und/oder stärkerer Gewichtsverlust* Regionale Symptome: Horner-Syndrom, Armplexusläsionen, Brustwandsymptome wie Schmerzen durch Tumorbefall von Wirbelsäule, Rippen oder Muskeln Mediastinale Symptome: Vena-cava-superior-Syndrom, Dysphagie, Heiserkeit durch Stimmbandlähmung Stärkerer Gewichtsverlust: unbeabsichtigter Gewichtsverlust von 10–19% des üblichen Körpergewichts oder Verlust von 20% oder mehr des Körpergewichts innerhalb von mehr als 6 Monaten
Stage D:	*Symptome durch Fernmetastasen und/oder extremer Gewichtsverlust und/oder schwere Dyspnoe* Fernmetastasensymptome: symptomatischer Befall von ZNS, Knochen, Leber oder anderen Abdominalstrukturen, die nicht in direkter Verbindung zum Thorax stehen Extremer Gewichtsverlust: Kachexie oder unbeabsichtigter Gewichtsverlust von ≥20% des gewöhnlichen Körpergewichts innerhalb von weniger als 6 Monaten Extreme Dyspnoe: schnell progrediente Dyspnoe (Luftmangel, höchstgradige Atemnot) bei Fehlen von pleuritischem Schmerz, Vena-cava-superior-Syndrom, Trachealstenose oder anderer Erklärungsursachen
Stage E:	*Prognostisch relevante Komorbidität und/oder schwere Tumorfolgen* Prognostisch relevante Komorbidität: Erkrankungen, deren Prognose wenigstens ebenso lebensbedrohlich ist wie das Lungenkarzinom, z. B. multiple Myokardinfarkte in Anamnese, schweres chronisches Herzversagen, unbeeinflussbares Leberversagen, anderer Tumor mit Metastasen Schwere Tumorfolgen durch Metastasen: progrediente mentale Störungen durch ZNS-Metastasen, funktionelle Folgen durch Befall von 2 oder mehreren unterschiedlichen topographischen Regionen, schnell progredientes Vena-cava-superior-Syndrom

Clinical severity stage \ TNM-Stadium	I	II	IIIA	IIIB	IV
A	Alpha	Betra			
B	Beta				
C			Gamma		
D				Delta	
E			Epsilon		

Abb. I.6.1. CST-(Composite clinical-severity-TNM-)System

Tabelle I.6.3 zeigt die medianen Überlebenszeiten und die 1-Jahres-Überlebensraten („overall survival") am Krankengut von Feinstein u. Wells 1990, wobei das CST-System mit den TNM-Stadien verglichen wird. Man

Tabelle I.6.3. Mediane Überlebenszeit und 1-Jahres-Überlebensraten in Abhängigkeit vom CST-System und von TNM-Stadien (4. Aufl. 1987). Daten von Feinstein u. Wells 1990. Operierte und nicht operierte Patienten

CST-System			TNM-Stadien
	Mediane Überlebenszeit (Monate)		
Alpha	28,7	13,25	I
Beta	17,5	7,40	II
Gamma	7,2	5,65	IIIA
Delta	3,3	3,80	IIIB
Epsilon	0,7	2,20	IV
	(Alle Patienten 4,6)		
	1-Jahres-Überlebensraten [%]		
Alpha	75	55	I
Beta	62	39	II
Gamma	36	23	IIIA
Delta	10	17	IIIB
Epsilon	3	6	IV
	(Alle Patienten 26%)		

erkennt, dass das CST-System eine wesentlich klarere prognostische Auftrennung der Patienten ermöglicht.

Eine Überprüfung der Werte des CST-Systems unter Berücksichtigung der aktuellen TNM-Stadiengruppierung ist bisher unseres Wissens nicht erfolgt. Die Grundidee von Feinstein, die durch die anatomische Tumorausbreitung bestimmte Stadiengruppierung durch weitere klinische Parameter zu erweitern, ist aber durchaus aktuell und bedarf weiterer Studien.

6.2 Prognostic-Factor Risk Index
(Shinkai et al. 1992)

Anwendbar bei Patienten mit nichtkleinzelligem Lungenkarzinom, sofern T3, 4 jedes N und jedes T N2, 3 jedes M und ECOG 3.

Diese Einteilung in 3 Prognosegruppen wurde anhand der Daten von 192 Patienten entwickelt, die 1982–1989 in Tokyo ausschließlich mit Polychemotherapie (Vindesin-Mitomycin, Vindesin-Cisplatin oder Vindesin-Mitomycin-Cisplatin) behandelt wurden; 64 dieser Patienten waren im Stadium III, 128 im Stadium IV.

Berücksichtigt werden 5 Parameter:

- Zahl der von Fernmetastasen befallenen Organe (ZNS und Knochen gelten als ein Organ):
  - kein Organ=0 Punkte,
  - 1 Organ=1 Punkt,
  - 2 oder mehr Organe=2 Punkte;
- Geschlecht:
  - weiblich=0 Punkte,
  - männlich=1 Punkt;
- Serumalbumin:
  - ≥3,7 g/dl=0 Punkte,
  - <3,7 g/dl=1 Punkt;
- Performance-Status (nach ECOG):
  - 0=0 Punkte,
  - 1=1 Punkt,
  - 2=2 Punkte;
- LDH:
  - ≤350 IU/1=0 Punkte,
  - >350 IU/1=1 Punkt.

Berechnung des Indexwertes:

- 0,4253×Punkte für Zahl der von Fernmetastasen befallenen Organe+
- 0,6116×Punkte für Geschlecht+0,4936×Punkte für Serumalbumin+
- 0,4664×Punkte für Performance-Status+0,5242×Punkte für LDH.

Prognosegruppen:

- A: Index <1,3,
- B: Index 1,3 bis <2,2,
- C: Index ≥2,2.

Tabelle I.6.4 zeigt Überlebensraten und medianes Überleben für die Gruppen A–C.

Tabelle I.6.4. Prognose bei nichtkleinzelligen Lungenkarzinomen in Abhängigkeit vom Prognostic-Factor Risk-Index (Shinkai et al. 1992)

Prognosegruppe	Überlebensraten [%]		Mediane Überlebenszeit (Monate)
	1 Jahr	2 Jahre	
A	75,1	26,1	16,5
B	36,0	11,0	9,4
C	11,6	0,0	4,6
Alle Patienten	40,4	12,5	10,0

6.3 Manchester-Score
(Czerny et al. 1987)

Hierbei werden die folgenden 5 Kriterien berücksichtigt, bei deren Zutreffen jeweils 1 Punkt vergeben wird:

- Extensive disease (VALG-Einteilung, s. S. 70),
- Karnofsky vor Therapie unter 60,
- Erniedrigung von Serumnatrium,
- Erhöhung der alkalischen Phosphatase auf mehr als das 1,5fache des Normalwertes,
- Erhöhung der LDH.

Die Beurteilung erfolgt nach folgendem Schema:

Summe der Punkte	Prognose
0–1	Gut
2–3	Mittelgradig
4–5	Schlecht

6.4 Prognostic-Staging-System für kleinzellige Karzinome
(Sagman et al. 1991)

Dieses System wurde anhand der Daten von 614 Patienten entwickelt, die am Ontario Cancer Institute in Kanada zwischen 1974 und 1986 in klinischen Studien durch Polychemotherapie, z. T. mit prophylaktischer Hirnbestrahlung und/oder thorakaler Radiotherapie behandelt wurden. Die Unterteilung in 4 prognostische Gruppen erfolgte mittels RECPAM („recursive partitioning and amalgamation algorithm").

Es wurden berücksichtigt:

- anatomische Ausbreitung vor Therapie:
  - „limited disease": Erkrankung beschränkt auf einen Hemithorax einschließlich ipsilaterale supraklavikuläre Lymphknoten,
  - „extensive disease": weiter ausgedehnte Erkrankung;
- bei limited disease Unterteilung in Kategorie 1 und 2:
  - Kategorie 2: Befall des Mediastinums und/oder Befall der ipsilateralen supraklavikulären Lymphknoten und/oder Pleuraerguss,
  - Kategorie 1: ohne Kriterien der Kategorie 2;
- LDH: normal/erhöht;
- Leukozyten:
  - <10.000/µl,
  - ≥10.000/µl;
- Geschlecht: weiblich/männlich;
- Lebermetastasen: nein/ja;
- alkalische Phosphate: normal/erhöht.

Die Einordnung in die 4 prognostischen Gruppen A–D zeigt Abb. I.6.2.

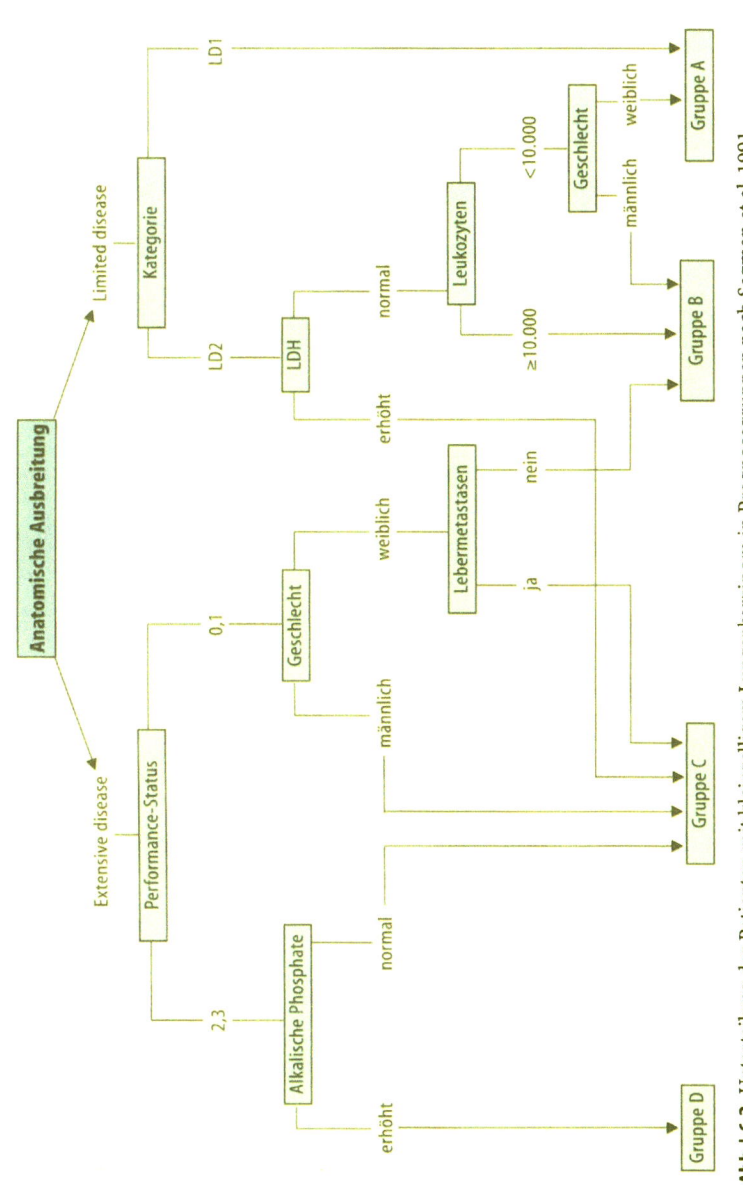

Abb. I.6.2. Unterteilung der Patienten mit kleinzelligem Lungenkarzinom in Prognosegruppen nach Sagman et al. 1991

In Tabelle I.6.5 sind die 2- und 5-Jahres-Überlebensraten für die 4 Prognosegruppen ersichtlich.

Tabelle I.6.5. Überlebensraten für die 4 Gruppen des Prognostic-Staging-Systems von Sagman et al. 1991

Prognosegruppe	(n)	Überlebensraten [%]	
		2 Jahre	5 Jahre
A/günstig	107	24,8	17,6
B/intermediär günstiger	188	13,9	4,7
C/intermediär ungünstiger	276	3,0	0,8
C/ungünstig	43	0,0	0,0

6.5 Marburger Prognosegruppen

Für die prognostische Beurteilung beim kleinzelligen Karzinom erscheint die Marburger Gruppeneinteilung (Wolf 1998) besonders empfehlenswert (Tabelle I.6.6).

Tabelle I.6.6. Marburger Prognosegruppen (Wolf 1998)

Gruppe	Zahl der Fernmetastasenlokalisationen	LDH	Geschlecht	Alter (Jahre)	Mediane Überlebenszeit
A	0 (keine)	Normal	Frauen	Bis 60 Jahre	15,2
B	0 (keine)	Normal	Frauen Männer	Über 60 Jahre Jedes Alter	13,1
C	0 (keine) 1	Erhöht Normal	Jedes Geschlecht	Jedes Alter	10,1
D	1 Mehrere	Erhöht Normal oder erhöht	Jedes Geschlecht	Jedes Alter	6,8

7 Klinische Anwendung: Algorithmen zu Diagnose und Therapie
(Deutsche Krebsgesellschaft 2002a, b)

7.1 Diagnostik
(European Society of Clinical Oncology 2001, Thomas et al. 2000)

Die Symptomatik der Lungenkarzinome ist uncharakteristisch und unterscheidet sich zunächst nicht von der vieler anderer Lungenkrankheiten. Diagnostik und Staging des Lungenkarzinoms erfordern ein Untersuchungsprogramm, das die individuelle subjektive und objektive Belastbarkeit des Patienten berücksichtigen muss. Es dient nicht nur der Sicherung der Diagnose und der Beurteilung der Tumorausdehnung, sondern ermöglicht zusätzlich eine Beurteilung der Belastbarkeit des Patienten für das zu wählende Therapieverfahren. Eine Unterteilung der diagnostischen Verfahren in eine standardisierte Basisdiagnostik und eine weiterführende Diagnostik hat sich bewährt (Deutsche Krebsgesellschaft 2002a, b).

Basisdiagnostik des Lungenkarzinoms

Notwendig:

- Anamnese.
- Klinische Untersuchung und physikalischer Befund.
- Basislaboruntersuchungen: Blutsenkung, großes Blutbild, Gamma-GT, alkalische Phosphatase, LDH.
- Röntgenaufnahmen der Thoraxorgane in 2 Ebenen.
- Bronchoskopie mit morphologischer Diagnosesicherung (mit Biopsie und Bronchiallavage, evtl. ergänzt durch transbronchiale Lungenbiopsie).

Im Einzelfall nützlich:

- In Ergänzung zur Röntgenaufnahme ggf. Durchleuchtung und Tomographie.
- Transthorakale Punktion.
- Tumormarker (CYFRA 21–1, CEA, NSE) sind gelegentlich zur Diagnostik und zur Prognoseschätzung hilfreich; in der Nachsorge haben sie sich nicht durchgesetzt.

Weiterführende Diagnostik des Lungenkarzinoms

Notwendig:

- Computertomographie (Spiral-CT mit Kontrastmittel) des Thorax unter Einschluss der Oberbauchregion (inklusive Nebennieren) vor einer kurativ intendierten Behandlung.
- Diagnostik und Ausschluss von Fernmetastasen vor einer Operation, Chemotherapie oder Radiotherapie.
- Kardiorespiratorische Funktionsdiagnostik vor geplanter Operation, Radiotherapie oder Chemotherapie.

Im Einzelfall nützlich:

- Mediastinoskopie, wenn im Computertomogramm mediastinale Lymphknoten mit einem Transversaldurchmesser von mindestens 1,0 cm nachgewiesen wurden.
- Magnetresonanztomographie (z. B. bei Pancoast-Tumoren und Verdacht auf Infiltration der Wirbelsäule).
- Thorakoskopie, wenn die Ätiologie eines Pleuraergusses durch Punktion oder Pleurabiopsie allein nicht zu klären ist.
- Diagnostische Thorakotomie, wenn die Tumordiagnose durch weniger invasive Verfahren nicht zu stellen ist.
- Sonographie regionärer Lymphknotenstationen zur Klärung der N-Kategorie vor Operation (externe Sonographie supraklavikulärer und zervikaler Lymphknotenstationen, Endosonographie der mediastinalen Lymphknotenstationen).
- Knochenmarkbiopsie beim kleinzelligen Lungenkarzinom.

Mit der Basisdiagnostik wird lediglich die Tumordiagnose gestellt. Das Programm der weiterführenden Diagnostik liefert zusätzliche Informationen zum Tumorstadium und zur funktionellen Kapazität des Patienten.

7.2 Therapie des kleinzelligen Karzinoms
(Auperin et al. 1999; European Society of Medical Oncology 2001; Pignon et al. 1992; Schiller 2001)

Wegen seiner schnellen Zellproliferation und der Tendenz zur frühzeitigen lymphogenen und hämatogenen Metastasierung sowie der hohen Sensibilität gegenüber der Chemotherapie stellt diese die führende Behandlungsmodalität dar. Bei noch lokoregionärer Ausdehnung werden lokale Therapieverfahren wie die Radiotherapie (Stadium I–III) und die chirurgische Behandlung (Stadien I+II) ergänzend mit potenziell kurativem Ziel eingesetzt.

Stadium „limited disease"
(Stadien I–IIIB nach UICC)

Im Stadium „limited disease" besteht prinzipiell ein kurativ orientierter Therapieansatz. Bei sehr begrenzter Tumorausdehnung (T1–2 N0–1 M0, entsprechend Stadien I und II, Abb. I.7.1) kann eine primäre Operation er-

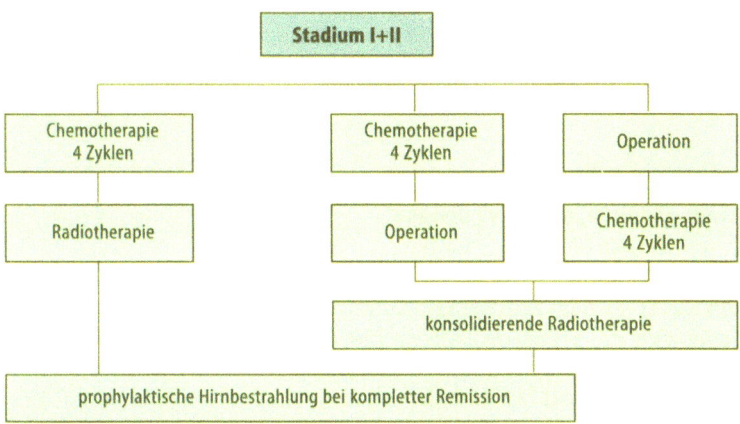

Abb. I.7.1. Behandlungsstrategie in den Stadien I und II des kleinzelligen Lungenkarzinoms. (Aus Deutsche Krebsgesellschaft 2002)

folgen. Eine adjuvante Chemotherapie mit 4 Behandlungskursen wird immer empfohlen. Der Stellenwert der mediastinalen Nachbestrahlung nach chirurgischer Resektion in den Stadien I und II ist derzeit offen.

Im weiter fortgeschrittenen Stadium „limited disease" (mehr als T2 oder mehr als N1, entsprechend Stadium IIIA oder IIIB, Abb. I.7.2) wird unmittelbar nach Stellen der Diagnose eine Chemotherapie eingeleitet. Ihr folgt eine anschließende konsolidierende Primärtumorbestrahlung mit 45–50 Gy in konventioneller Fraktionierung und beim Erreichen einer kompletten Remission eine prophylaktische Hirnbestrahlung.

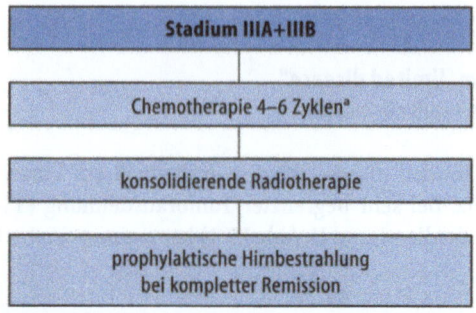

[a] Die Radiotherapie kann bei besonders gutem Ansprechen vorgezogen werden.

Abb. I.7.2. Behandlungsstrategie in den Stadien IIIA und IIIB des kleinzelligen Lungenkarzinoms. (Aus Deutsche Krebsgesellschaft 2002)

Stadium „extensive disease"
(IV nach UICC)

Für dieses Stadium existiert kein kurativer Therapieansatz. Die Chemotherapie wird mit primär palliativem Ziel durchgeführt und ggf., besonders bei Metastasierung in das Skelett und das Gehirn durch eine örtliche Radiotherapie ergänzt (Abb. I.7.3).

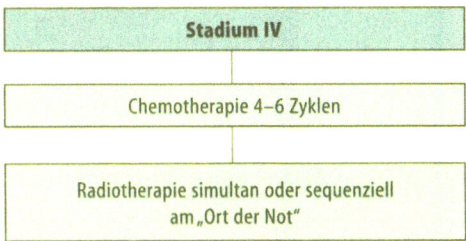

Abb. I.7.3. Behandlungsstrategie im disseminierten Stadium des kleinzelligen Lungenkarzinoms. (Aus Deutsche Krebsgesellschaft 2002)

7.3 Therapie des nichtkleinzelligen Karzinoms
(American Society of Clinical Oncology 1997;
Breathnach et al. 2001; Manegold 2001;
Port-Meta-Analysis Trialists Group 1998; Schiller 2001)

Therapiemöglichkeiten in Abhängigkeit vom Tumorstadium

Die 3 Behandlungsmodalitäten (Operation, Radiotherapie, Chemotherapie) erfahren in den verschiedenen Stadien eine unterschiedliche Gewichtung (Abb. I.7.4, I.7.5, I.7.6, I.7.7, I 7.8).

Die Therapie der Wahl bei einem nichtkleinzelligen Lungenkarzinom der frühen Stadien besteht in der potenziell kurativen Operation (Ginsberg et al. 2000). Dies bezieht sich auf die Stadien I und II und in Verbindung mit postoperativer Strahlentherapie auch auf das Stadium IIIA (Abb. I.7.4, I.7.5, I.7.6). Im Stadium IIIA mit Lymphknotenmetastasen sowie im Stadium IIIB dominiert die Radiotherapie. In den letzten Jahren tritt bei diesen Patienten der multimodale Therapieansatz mehr und mehr in den Vordergrund. Bei gering ausgeprägtem und vermutlich technisch vollständig resektablem N2 konkurrieren primär Operation und Nachbestrahlung mit einem neoadjuvanten Therapieansatz und anschließender Operation. Das neoadjuvante Konzept mit initialer Chemotherapie oder Chemo-Radiotherapie sowie anschließender Operation hat sich in der fortgeschrittenen N2-Situation („Bulky N2") bzw. im Stadium IIIB weitgehend durchgesetzt. Im disseminierten Stadium IV dominiert die Chemotherapie als palliative Behandlung, zum Teil ergänzt durch die Radiotherapie (Deutsche Krebsgesellschaft 2002).

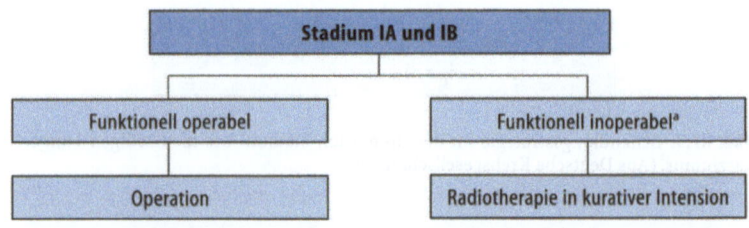

[a] Entsprechend den Empfehlungen der Deutschen Gesellschaft für Pneumologie (Thomas et al. 2000) stellt eine Sauerstoffaufnahme von mehr als 20 ml/kg/min bzw. >75% des Solls eine uneingeschränkte Operabilität dar. Eine VO_2 max. von <10 ml/kg/min oder <40% des Solls bedeutet Inoperabilität. Innerhalb dieser Grenzen werden zusätzlich die DLCO bestimmt und die Flächenintegrale zur Quantifizierung der postoperativ zu erwartenden 1-Sekunden-Kapazität gemessen. Sind die FEV_1- und die DLCO-Werte kleiner als 40% des Solls und die VO_2 max. <15 ml/kg/min bzw. <60% des Solls, ist wiederum Inoperabilität gegeben.

Abb. I.7.4. Behandlungsstrategie im Stadium IA (T1 N0 M0) und Stadium IB (T2 N0 M0). (Aus Deutsche Krebsgesellschaft 2002)

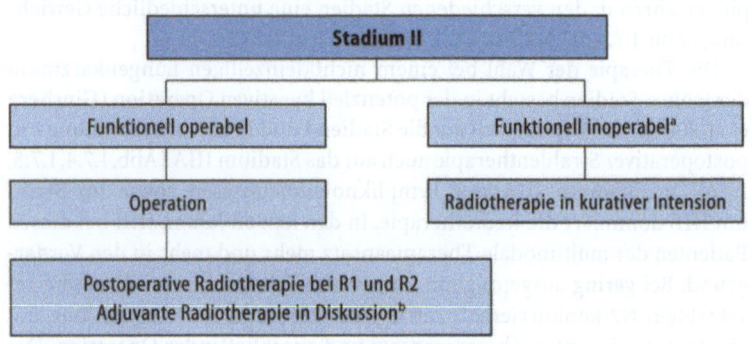

[a] Siehe Abbildung I.7.4.
[b] Derzeit zu empfehlen bei Schwierigkeiten in der Differenzierung zwischen hilären und tracheobronchialen Lymphknotenmetastasen sowie bei Mitresektion von Pleura parietalis und angrenzenden Strukturen der Brustwand, sofern der Sicherheitsabstand geringer als 2–3 cm ist.

Abb. I.7.5. Behandlungsstrategie im Stadium IIA (T1 N1 M0) und Stadium IIB (T2 N1 M0, T3 N0 M0). (Aus Deutsche Krebsgesellschaft 2002)

Therapie des nichtkleinzelligen Karzinoms

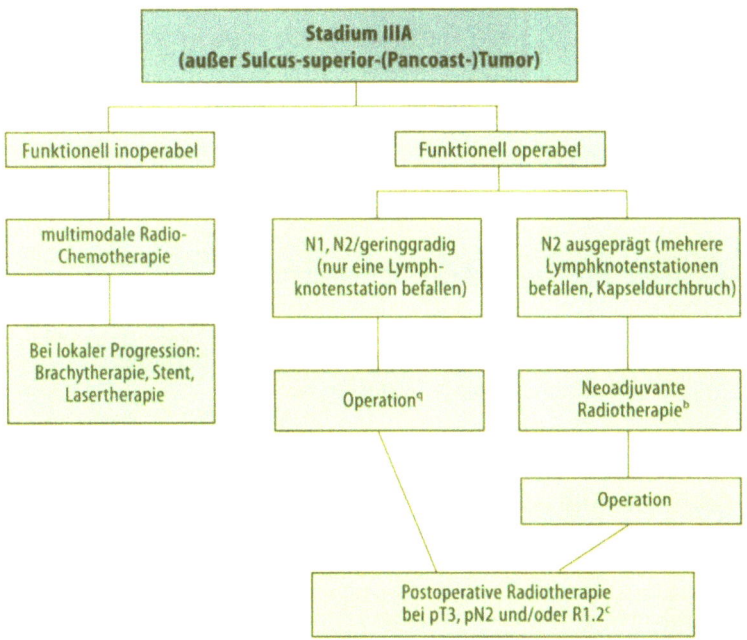

[a] Ob bei geringgradiger N2-Ausbreitung eine neoadjuvante Chemotherapie Vorteile bringt, ist nicht geklärt.
[b] In klinischen Studien.
[c] Adjuvante Radio-Chemotherapie bzw. Chemotherapie wird derzeit in klinischen Studien geprüft.

Abb. I.7.6. Behandlungsstrategie im Stadium IIIA (T3 N1 M0, T1–3 N2 M0). (Aus Deutsche Krebsgesellschaft 2002)

Sulcus superior-(Pancoast-)Tumoren werden präoperativ bestrahlt (40 Gy), unmittelbar anschließend reseziert (bei N0 Segmentresektion, bei N1, 2 Lobektomie, ggf. Mitresektion von A. und V. subclavia, unteren Plexusfaszikeln, Querfortsätzen) und dann nachbestrahlt (komplementär im Tumorgebiet bis 60 Gy, ggf. Mediastinalbestrahlung).

I. Tumoren der Lunge

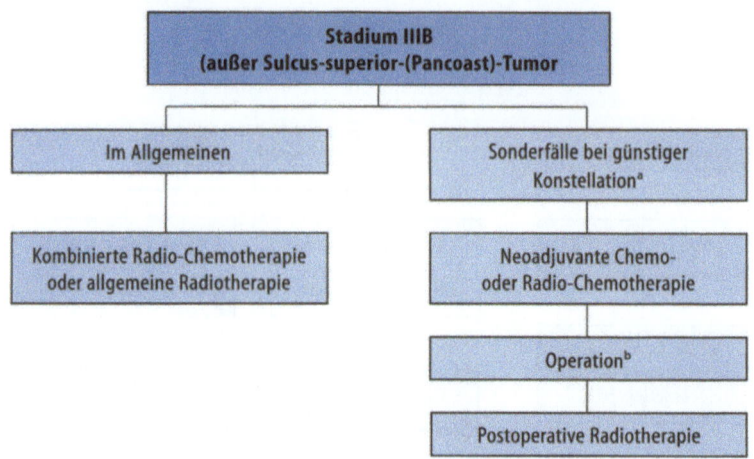

[a] Patienten in sehr gutem Allgemeinzustand mit sehr guten funktionellen Reserven, biologisch jüngerer Altersstufe und hoher Motivation.
[b] Bei T4 N0/1-Tumoren mit Befall der Bifurkation erfolgt die Manschettenpneumonektomie, bei Infiltration der Vena cava superior die Gefäßresektion, eventuell mit prothetischem Ersatz. Bei T4-Situationen, insbesondere kombiniert mit N0 sind auch eine Aortenteilresektion, eine Ösophagusteilresektion und Vorhofteilresektion onkologisch sinnvoll und anzustreben.

Abb. I.7.7. Behandlungsstrategie im Stadium IIIB (jedes T N3 M0, T4 jedes N M0). (Aus Deutsche Krebsgesellschaft 2002)

Therapie im Stadium IV

Die Auswahl der Therapie erfordert große onkologische Erfahrungen und sollte stets interdisziplinär diskutiert werden. Folgende Anhaltspunkte können als Empfehlungen gegeben werden:

a) Mediastinale N3-Situation und/oder technisch resektable T4-Ausbreitung: neoadjuvante Chemo- oder Chemoradiotherapie mit anschließender Operation bei Patienten mit guten funktionellen Reserven, hoher Motivation, biologisch jüngerer Altersstufe und gutem Leistungsindex (ECOG-Grad 0–1).

b) Weit fortgeschrittene nicht resektable Tumorausbreitung oder funktionelle Inoperabilität: In Abhängigkeit von Alter und Allgemeinzustand kombinierte Chemoradiotherapie oder alleinige Radiotherapie.
Die Intensität der Therapie mit den verschiedenen Möglichkeiten der Monotherapie und Kombinationschemotherapie muss individuell entschieden werden.

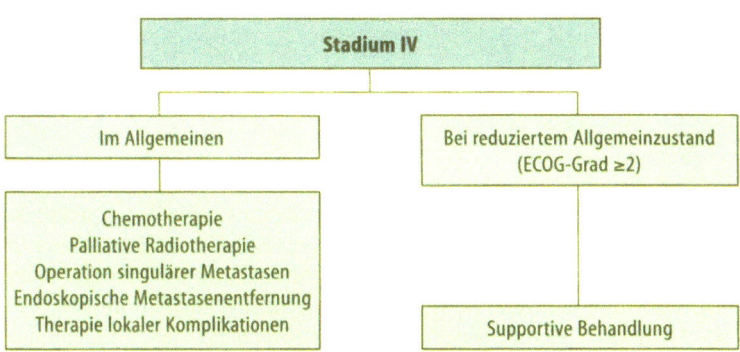

Abb. I.7.8. Behandlungsstrategie im Stadium IV (jedes T jedes N M1). (Aus Deutsche Krebsgesellschaft 2002)

7.4 Endoskopische Therapieverfahren

Bei Obstruktion der zentralen Atemwege gibt es seit einigen Jahren mehrere Möglichkeiten für interventionelle endoskopische Maßnahmen, zum Teil ergänzt durch eine endoluminale Radiotherapie.

- Verlegung durch Sekret
  - Absaugung
- Abszedierende postobstruktive Pneumonie
  - Drainage durch Katheter/Stents
- Blutung
  - Mechanische Kompression, Laserkoagulation
  - Lokale Applikation von Vasokonstriktiva und Gerinnungskomponenten, endobronchiale Blockade

- Verlegung der Atemwege durch Tumor
  - Mechanische Eröffnung, Kryosonden, Hochfrequenzdiathermie, Laser
  - Endoprothesen/Stents
- Aerodigestive Fisteln
  - Endoprothesen/Stents
- Endoluminale Hochdosis-Radiotherapie
- Photodynamische Lasertherapie

7.5 Therapie des Karzinoidtumors

Bei *typischen Karzinoidtumoren* der Kategorie T1 und evtl. T2 sind wegen des nur geringgradigen histologischen Wachstums jenseits der makroskopischen Grenzen sparsame Resektionen im Gesunden (Segmentresektionen, Segmentmanschettenresektionen) durchaus gerechtfertigt, sofern eine Kontrolle der Resektionsgrenzen im Schnellschnitt erfolgt. Bei T1–3 N1–2-Tumoren erfolgt die Resektion entsprechend den Empfehlungen beim üblichen nichtkleinzelligen Lungenkarzinom.

Die lymphogene Metastasierung ist seltener als beim nichtkleinzelligen Lungenkarzinom. Bei unter 2 cm großen Tumoren ist nur in weniger als 5% der Fälle mit regionären Lymphknotenmetastasen zu rechnen, bei größeren Tumoren steigt die Rate an Lymphknotenmetastasen auf 15% und mehr an, weshalb eine Lymphknotendissektion wie bei sonstigen nichtkleinzelligen Lungenkarzinomen indiziert ist.

Atypische Karzinoidtumoren (gut differenzierte neuroendokrine Karzinome) sind wie die üblichen nichtkleinzelligen Karzinome zu behandeln.

8 Prognosefaktoren

Von allen Patienten mit Lungenkarzinomen leben nach 5 Jahren weniger als 15% (AJCC 1997). Wegen der wesentlichen biologischen Unterschiedlichkeiten (einschließlich Ansprechbarkeit auf Chemo- und Radiotherapie) werden die Prognosefaktoren (Asamura u. Naruke 1995; Brundage u.

Tabelle I.8.1. Klinische und – wo möglich – pathologische Stadienverteilung bei nichtkleinzelligem und kleinzelligem Karzinom. Daten der National Cancer Data Base USA, 1992–1993 (AJCC 2002). In Klammern Prozentzahlen

Stadium	Nichtkleinzelliges Karzinom (n=122.061)	Kleinzelliges Karzinom (n=28.537)
I	30.360 (24,8)	2.389 (8,4)
II	8.893 (7,3)	1.031 (3,6)
III	38.498 (31,5)	8.569 (30,0)
IV	44.410 (36,4)	16.568 (58,0)

Tabelle I.8.2. Klinische Stadienverteilung bei nichtkleinzelligem und kleinzelligem Karzinom (ohne Berücksichtigung von 147 Patienten mit Karzinoidtumoren). Daten der Thoraxklinik Heidelberg-Rohrbach 1988–1994 (Hermanek u. Bülzebruck 1998). In Klammern Prozentzahlen

Klinisches Stadium	Nichtkleinzelliges Karzinom n=3.951 (ohne 95 Patienten mit unbestimmtem Stadium)	Kleinzelliges Karzinom n=1.095 (ohne 14 Patienten mit unbestimmtem Stadium)
I	518 (13,1)	44 (4,0)
II	489 (12,4)	64 (5,8)
IIIA	859 (21,7)	156 (14,2)
IIIB	1.110 (28,0)	370 (33,8)
IV	975 (24,7)	461 (42,1)

Mackillop 2001; Hermanek u. Bülzebruck 1998; Wolf 1998; Wolf u. Havemann 1998, 2001) getrennt für kleinzellige und nichtkleinzellige Karzinome dargestellt. Kleinzellige Karzinome zeigen eine wesentlich ungünstigere Stadienverteilung zum Zeitpunkt der Diagnose als nichtkleinzellige Karzinome (Tabelle I.8.1, I.8.2, S. 95).

8.1 Kleinzelliges Lungenkarzinom

Die beobachteten 5-Jahres-Überlebensraten für alle Patienten mit kleinzelligem Lungenkarzinom liegen unabhängig von der Art der Therapie unter 10%:

Thoraxklinik Heidelberg-Rohrbach 1988–1994 (n=1.109): 6% (Hermanek u. Bülzebruck 1998), Tumorzentrum München ab 1980 (n=818): 9% (Hölzel et al. 1996).

Die wichtigsten Prognosefaktoren sind anatomische Ausbreitung vor Therapie (TNM, pTNM), Performance-Status und adäquater Einsatz von Chemo- und thorakaler Radiotherapie.

Für „limited disease" werden heute mediane Überlebenszeiten von (12–) 15–16 Monaten, für „extensive disease" von 7–8 (–11) Monaten angegeben (Asamura u. Naruke 1995; Drings 1999). Für „limited disease" sind relative (alterskorrigierte) 5-Jahres-Überlebensraten von 20% (95%-Konfidenzintervall 12,4–27,6%), für „extensive disease" von 2% (0–4,8%) berichtet (Hölzel et al. 1996).

Tabelle I.8.3 zeigt die 1-, 2- und 5-Jahres-Überlebensraten für kleinzellige Karzinome in Abhängigkeit von den Stadien, wie sie in der National Cancer Data Base der USA beobachtet wurden.

Tabelle I.8.4 zeigt – unabhängig von der Art der Therapie – die beobachteten 5-Jahres-Überlebensraten in Abhängigkeit von den klinischen UICC-Stadien.

Entscheidende Fortschritte haben die Einführung und Fortentwicklung der Chemotherapie und die Kombination mit thorakaler Radiotherapie gebracht, wie Tabelle I.8.5 zeigt. In der SEER-Database der USA (Jänne et al. 2002) stiegen bei Patienten mit kleinzelligem Lungenkarzinom im Stadium „Limited disease" die medianen Überlebenszeiten von 9,1 Monaten in den Jahren 1973/74 auf 15,5 Monate in den Jahren 1995/96, im gleichen Zeitraum die 5-Jahres-Überlebensraten von 5,2 auf 12,1%.

Nur bei einem kleinen Teil der Patienten mit kleinzelligem Lungenkarzinom wird der Tumor chirurgisch entfernt, früher vorwiegend vor anschlie-

Tabelle I.8.3. Relative Überlebensraten bei kleinzelligen Lungenkarzinomen in Abhängigkeit vom Stadium (klinisch und soweit möglich pathologisch bestimmt). Daten der National Cancer Data Base USA 1992–1993 (AJCC 2002)

Stadium	(n)	Relative Überlebensraten [%]		
		1 Jahr	2 Jahre	5 Jahre
I	2.389	66,5	37,7	20,3
II	1.031	62,2	30,8	14,7
III	8.569	48,1	19,2	8,2
IV	16.568	22,3	5,1	1,3

Tabelle I.8.4. Beobachtete 5-Jahres-Überlebensraten bei Patienten mit kleinzelligem Lungenkarzinom (alle Patienten unabhängig von der Behandlung) in Abhängigkeit von den UICC-Stadien. Daten der Thoraxklinik Heidelberg-Rohrbach 1988–1994 (Hermanek u. Bülzebruck 1998)

Stadium	Patientenzahl	Beobachtete 5-Jahres-Überlebensrate (mit 95%-Konfidenzintervall [%])
IA	13	34 (5–63)
IB	31	25 (7–43)
IIA	5	Nicht definiert
IIB	59	20 (7–33)
IIIA	156	8 (5–11)
IIIB	370	5 (2–8)
IV	461	1 (0–2)
Alle	1.109	6 (4–8)

Tabelle I.8.5. Verbesserung der Prognose des kleinzelligen Lungenkarzinoms durch Chemo-/Radiotherapie. (Nach Drings 1999)

Therapie	Mediane Überlebenszeiten		5-Jahre-Überlebensraten
	Limited disease	Extensive disease	Limited disease [%]
Ohne Chemotherapie	3	1,5	–
Monochemotherapie	6	4	2–8
Polychemotherapie	10–14	7–11	2–8
Polychemotherapie und thorakale Radiotherapie	12–16	7–11	6–12

ßender Chemo- oder Chemo-/Radiotherapie, heute zunehmend nach neoadjuvanter Therapie. Der Anteil der Patienten mit chirurgischer Tumorentfernung betrug an der Thoraxklinik Heidelberg-Rohrbach im Zeitraum 1988–1994 10,8% (120/1.109) (Hermanek u. Bülzebruck 1998), am Tumorzentrum München in der Zeit ab 1980 8,9% (73/818) (Hölzel et al. 1996). Die Bedeutung der anatomischen Ausbreitung vor Therapie (pTNM) und nach Tumorresektion (R-Klassifikation) bei diesen Patienten ist aus Tabelle I.8.6 zu ersehen.

Weitere unabhängige Prognosefaktoren bei kleinzelligem Lungenkarzinom sind in Tabelle I.8.7 aufgelistet.

Tabelle I.8.6. Prognose nach Resektion kleinzelliger Lungenkarzinome in Abhängigkeit von pathologischem Stadium und R-Klassifikation. Daten der Thoraxklinik Heidelberg-Rohrbach 1988–1994 (Hermanek u. Bülzebruck 1998). Beobachtete 5-Jahres-Überlebensraten mit 95%-Konfidenzintervall, jeweils darunter Patientenzahlen

Pathologisches Stadium	Jedes R	R0	R1, 2
I	60 (40–80) (n=28)	60 (40–80) (n=28)	–
II	39 (17–61) (n=24)	39 (17–61) (n=24)	–
IIIA-IVV	28 (16–40) (n=68)	31 (15–47) (n=43)	23 (5–40) (n=25)
Alle Patienten	38 (28–48) (n=120)	42 (30–54) (n=95)	23 (5–41) (n=25)

Tabelle I.8.7. Weitere Prognosefaktoren bei kleinzelligem Lungenkarzinom neben anatomischer Ausbreitung vor und nach Therapie (TNM/pTNM, R)

Gesichert	Performance-Status (beurteilt nach ECOG oder Karnofsky) Geschlecht (Männer ungünstiger) Alter (mit zunehmendem Alter ungünstiger) LDH (Erhöhung ungünstiger)
	Ansprechen auf Chemotherapie
Stadium IV	Zahl der von Fernmetastasen befallenen Organe Fernmetastasen im Gehirn
Wahrscheinlich	Rauchgewohnheit (Raucher ungünstiger) Alkalische Phosphatase Gewichtsverlust Cushing-Syndrom
Stadium IV	Knochenmetastasen

Unter Zusammenfassung von Zahl der von Fernmetastasen befallenen Organe, LDH und Alter ergeben sich die sog. *Marburger Prognosegruppen* (s. S. 84) mit medianen Überlebenszeiten von 15,2/13,1/10,1/6,8 Monaten für die Gruppen A–D.

Eine Einteilung in 4 Prognosegruppen stammt auch von Sagman et al. 1991 (s. S. 82). Dabei werden Ausbreitung des Tumors, Performance-Status, alkalische Phosphatase, LDH, Geschlecht und Leukozytenzahl berücksichtigt. Hierbei zeigten die 4 prognostischen Gruppen mediane Überlebenszeiten von 13,8/11,4/8,2/5,6 Monaten.

Schließlich sei auf das CST-System von Feinstein u. Wells 1990 verwiesen, das die anatomische Ausbreitung (TNM-Stadium) und die klinische Symptomatik (einschließlich Gewichtsverlust und Komorbidität) zusammenfasst (s. S. 77).

8.2 Nichtkleinzellige Lungenkarzinome (ausgenommen Karzinoidtumoren)

Unabhängig von der Art der Therapie überleben von allen Patienten mit nichtkleinzelligem Lungenkarzinom (ohne solche mit Karzinoidtumoren) zwischen 10 und 20% 5 Jahre oder länger (Hermanek u. Bülzebruck 1998; Hölzel et al. 1996; Wolf u. Havemann 2001).

Wichtigster Prognosefaktor ist die anatomische Ausbreitung vor Therapie, erfasst im klinischen UICC-Stadium (Tabelle I.8.8).

Nach chirurgischer Therapie nichtkleinzelliger Karzinome sind für die Prognose die anatomische Ausbreitung vor Therapie, beurteilt im definitiven UICC-Stadium (unter Berücksichtigung der histopathologischen Befunde, insbesondere am Tumorresektat und an den regionären Lymphknoten) und die Residualtumor-(R-)Klassifikation von entscheidender Bedeutung. Tabelle I.8.9 zeigt die hochsignifikante Unterschiedlichkeit der Prognose in Abhängigkeit von der R-Klassifikation.

Die Abhängigkeit der Prognose nach chirurgischer Therapie vom definitiven UICC-Stadium zeigen die Tabellen I.8.10 und I.8.11.

I. Tumoren der Lunge

Tabelle I. 8.8. Prognose aller Patienten mit nichtkleinzelligem Lungenkarzinom (ohne Karzinoidtumoren), unabhängig von Art der Therapie, in Abhängigkeit vom klinischen UICC-Stadium. 5-Jahres-Überlebensraten in %, sofern angegeben mit 95%-Konfidenzintervall, ggf. auch mediane Überlebenszeiten in Monaten

Klinisches Stadium	Hermanek u. Bülzebruck 1998[a]	Drings 2002[b]	Wolf u. Havemann 2001[c]	
			5-Jahres-Überlebensraten	Mediane Überlebenszeiten
IA	52 (42–62) (n=169)	54 (n=195)	75–80	–
IB	42 (37–49) (n=349)	40 (n=412)	55–60	–
IIA	Nicht definiert (n=26)	44 (n=31)	55–60	–
IIB	36 (31–41) (n=463)	31 (n=545)	35–40	36
IIIA	22 (19–25) (n=859)	20 (n=1.012)	T3N1M0: 35–40 T1–3N2M0 15	16
IIIB	9 (7–11) (n=1.110)	–	5	10–12
IV	1 (0–2) (n=975)	–	<1	6

[a] Thoraxklinik Heidelberg-Rohrbach 1988–1994, 5-Jahres-Überlebensraten beobachtet, ohne 147 Patienten mit Karzinoidtumoren.
[b] Aktualisierte Daten aus Thoraxklinik Heidelberg-Rohrbach.
[c] Werte aus Literaturübersicht.

Tabelle I.8.9. Prognose nach chirurgischer Therapie nichtkleinzelliger Lungenkarzinome in Abhängigkeit von der R-Klassifikation. Patienten der Thoraxklinik Heidelberg-Rohrbach 1988–1994, ohne 147 Patienten mit Karzinoidtumor (Hermanek u. Bülzebruck 1998)

R-Klassifikation	Patientenzahl	Beobachtete %-Jahres-Überlebensrate mit 95%-Konfidenzintervall
R0	1.478	42 (38–46)
R1, 2	294	12 (8–16)
Jedes R	1.772	37 (34–40)

Tabelle I.8.10. Abhängigkeit der Prognose nach chirurgischer Therapie nichtkleinzelliger Lungenkarzinome vom UICC-Stadium. Alle Patienten unabhängig von der Residualtumorklassifikation. Beobachtete 5-Jahres-Überlebensraten, sofern angegeben mit 95%-Konfidenzintervall

Stadium	Naruke 1999[a]	Hermanek u. Bülzebruck 1998[b]	Präuer et al. 2000[c]
IA	80 (n=597)	64 (54–74) (n=175)	~80
IB	60 (n=493)	54 (48–60) (n=392)	40–50
IIA	57 (n=108)	65 (47–83) (n=34)	30–40
IIB	48 (n=422)	42 (36–48) (n=329)	30–40
IIIA	24 (n=677)	25 (19–31) (n=299)	10–35
IIIB	13 (n=270)	16 (10–22) (n=419)	–
IV	0 (n=102)	10 (2–18) (n=124)	

[a] National Cancer Center Hospital Tokyo.
[b] Siehe Tabelle I.8.8.
[c] Ergebnisse einer Literaturübersicht.

Tabelle I.8.11. Abhängigkeit der Prognose nach chirurgischer Therapie nichtkleinzelliger Lungenkarzinome vom UICC-Stadium. Nur Patienten mit R0-Resektion bzw. „in kurativer Absicht". Beobachtete 5-Jahres-Überlebensraten, sofern angegeben mit 95%-Konfidenzintervall

Stadium	Hermanek u. Bülzebruck 1998[a]	Sunder-Plassmann 2001[b]
IA	66 (56–76) (n=172)	68–85
IB	55 (49–61) (n=382)	50–60
IIA	Nicht definiert (n=33)	50–60
IIB	43 (37–49) (n=313)	35–40
IIIA	26 (18–34) (n=260)	f.A.
IIIB	19 (13–25) (n=253)	f.A.
IV	19 (5–33) (n=65)	f.A.

[a] Siehe Tabelle I.8.8.
[b] Ergebnisse aus Literaturübersicht.
f.A. fehlende Angabe.

Die Bedeutung der unterschiedlichen histologischen Typen und Subtypen bzw. Varianten und des Differenzierungsgrades für die Prognose des nichtkleinzelligen Lungenkarzinoms wird im Schrifttum zum Teil kontrovers beurteilt. Allgemein akzeptiert sind folgende Zusammenhänge:

- Das bronchioloalveoläre Karzinom verhält sich wesentlich günstiger als alle anderen Formen des Adenokarzinoms.

- Das großzellige Karzinom (5-Jahres-Überlebensrate 15% [Rosai 1996]) zeigt eine ungünstigere Prognose als Plattenepithel- und Adenokarzinom (Tumorzentrum München: relative 5-Jahres-Überlebensrate 16% gegenüber 22 und 23% [Hölzel et al. 1996]).
- Das großzellige neuroendokrine Karzinom und das kombinierte großzellige neuroendokrine Karzinom sind ungünstiger als die übrigen großzelligen Karzinome und verhalten sich ähnlich dem kleinzelligen Karzinom.
- Das lymphoepitheliomähnliche Karzinom zeigt eine günstigere Prognose als alle anderen großzelligen Karzinome.
- Azinuszell- und mukoepidermoide Karzinome verhalten sich relativ günstig.
- Pleomorphes Karzinom, Spindelzell- und Riesenzellkarzinom sowie Karzinosarkom haben eine ungünstige, das Lungenblastom hingegen eine günstigere Prognose.
- Beim pleuropulmonalen Blastom ist die Prognose günstiger, wenn es ausschließlich zystisch gebaut und die Pleura nicht befallen ist.

Inwieweit zwischen Plattenepithel- und Adenokarzinomen (außer bronchioloalveolärem Karzinom) prognostische Unterschiede bestehen, wird unterschiedlich beurteilt. Dabei wird vielfach allerdings der Differenzierungsgrad nicht berücksichtigt. Oft wird summarisch festgestellt, dass sich Plattenepithelkarzinome günstiger als Adenokarzinome verhalten. Nach Rosai 1996 betragen die 5-Jahres-Überlebensraten nach R0-Resektion beim Plattenepithelkarzinom je nach Differenzierungsgrad 40% (G1), 20% (G2) und 7% (G3) und beim Adenokarzinom (abgesehen vom bronchioloalveolären Karzinom, G1) 25% ohne wesentliche Unterschiede je nach Differenzierungsgrad. Im Tumorzentrum München sind die relativen 5-Jahres-Überlebensraten für Plattenepithel- und Adenokarzinom nahezu gleich (22% bzw. 23%) (Hölzel et al. 1996).

Weitere Prognosefaktoren – außer TNM/pTNM und R sowie histologischem Typ und Differenzierungsgrad – sind in Tabelle 1.8.12 zusammengestellt.

Tabelle 1.8.12. Weitere Prognosefaktoren beim nichtkleinzelligen Lungenkarzinom außer TNM/pTNM, R sowie histologischem Typ und Differenzierungsgrad

	Alle Stadien	Nur bei bestimmten Stadien
Gesichert	Performance-Status (beurteilt nach ECOG oder Karnofsky)	Stadium III und IV: LHD-Erhöhung
	Klinische Symptomatik (einschließlich Gewichtsverlust und Hyperkalzämie; s. CST-System, S. 77)	Stadium III: adäquate Chemo- und thorakale Radiotherapie
		Stadium IV: adäquate Chemotherapie Zahl der von Fernmetastasen befallenen Organe
Wahrscheinlich	Alter (ungünstiger ab 60–70 Jahre)	Stadium III und IV:
	Geschlecht (ungünstiger bei Männern)	Albumin Hb Leukozyten
Fraglich	Venen- und Lymphgefäßinvasion (Bréchot et al. 1996; Suzuki et al. 1999)	
	Plasmazellinfiltration im Tumor (vor allem im Stadium I und II) (Lipford et al. 1984)	
	Biologische und molekulare Marker (s. Abschnitt 8.3, S. s. u.)	
	Nach Tumorresektion Befall des Grenzlymphknotens (Becker et al. 2002)	

Versuche einer Zusammenfassung verschiedener prognostischer Faktoren im Sinne einer Etablierung komplexer prognostischer Systeme sind das sog. CST-System von Feinstein u. Wells (1990) (anwendbar bei kleinzelligen wie auch nichtkleinzelligen Karzinomen) (s. S. 77) und die Prognosegruppen von Shinkai et al. 1992 speziell für nichtkleinzellige Karzinome (s. S. 80).

8.3 Molekulare und biologische Prognosefaktoren beim Lungenkarzinom

Trotz zahlreicher diesbezüglicher Publikationen ist derzeit (noch?) festzustellen, dass molekulare und biologische Prognosefaktoren in ihrer unabhängigen prognostischen Bedeutung nicht gesichert und weitere Untersuchungen an großem Krankengut erforderlich sind, ehe sie für die tägliche Begutachtung und Klassifikation von Lungenkarzinomen in Frage kommen.

Übersichten hierzu siehe bei Brundage u. Machillop 2001; Müller et al. 1998, 1999; Travis et al. 1999; Volm u. Mattern 1998; Wolf u. Havemann 1998, 2001; Wiethege et al. 2000.

Neuerdings wurde erstmals über den prognostischen Wert von Genexpressionsprofilen bei Adenokarzinomen berichtet (Beer et al. 2002).

8.4 Karzinoidtumoren
(Müller-Höcker 2000; Zeidler 1998)

Für alle Karzinoidtumoren ist mit einer 5-Jahres-Überlebensrate von etwa 85% zu rechnen. Die Prognose ist abhängig einerseits vom histologischen Typ, andererseits von der Tumorausbreitung. Die 5-Jahres-Überlebensraten betragen beim typischen Karzinoid 85–95%, beim atypischen jedoch 60–70%. Bei lokalisierten Tumoren sind 5-Jahres-Überlebensraten von etwa 95%, bei regionärer Ausbreitung von 70%, bei Fernmetastasen von 10% zu erwarten.

9 Klinische Information für die histopathologische Untersuchung

Die für die histopathologische Untersuchung erforderlichen klinischen Informationen bei prätherapeutischen Biopsien und bei Lungenresektionen bzw. Pneumonektomie sind in den Abb. I.9.1, I.9.2 und I.9.3 als Formblätter dargestellt, die mit dem Untersuchungsmaterial an das Pathologische Institut übersandt werden.

I. Tumoren der Lunge

Personaldaten		Einsender	

Anamnese

Anderes Malignom	○ Nein		○ Ja
Falls ja, Lokalisation _____			
Wann	/_/_/_/_/		
Verdacht auf Berufserkrankung	○ Nein		○ Ja
Fall ja, welche _____			
Paraneoplastisches Syndrom	○ Nein		○ Ja

Radiologische Befunde
○ Hilusnahe (zentral-intermediäre) Läsion
○ Peripherer Rundherd
○ Diffus-infiltrierende (pneumonieähnliche) Läsion

Untersuchungsmaterial		Einsendungen	
	Läsion Nr. 1	Läsion Nr. 2	Läsion Nr. 3
Endobronchiale Zangen- (Inzisions-) biopsie	○	○	○
Transbronchiale Stanzbiopsie	○	○	○
Transbronchiale Feinnadelbiopsie	○	○	○
Entnahmeort			
Hauptbronchus rechts	○	○	○
Hauptbronchus links	○	○	○
Intermediärbronchus	○	○	○
Oberlappenbronchus rechts	○	○	○
Oberlappenbronchus links	○	○	○
Unterlappenbronchus rechts	○	○	○
Unterlappenbronchus links	○	○	○
Segmentbronchus rechts ⎫ Nummer Segmentbronchus links ⎭ eintragen	/___/	/___/	/___/
Zahl der Partikel	/___/	/___/	/___/
Makroskopischer Typ der Läsion			
Schleimhautverdickung	○	○	○
Knotig-sessil	○	○	○
Polypoid/gestielt-polypös	○	○	○
Ulzerös	○	○	○
Szirrhös-stenosierend	○	○	○

_____ _____
(Datum) (Unterschrift)

Abb. I.9.1. Formblatt für klinische Information zur histopathologischen Untersuchung von bronchoskopischen Biopsien

Personaldaten	Einsender

Diagnose eines Lungenkarzinoms histologisch gesichert?

○ Nein ○ Ja

Falls ja, welcher histologische Haupttyp

○ Plattenepithelkarzinom　　○ Adenokarzinom　　○ Großzelliges Karzinom

○ Kleinzelliges Karzinom　　○ Nichtkleinzelliges Karzinom o.n.A.

○ Andere (Klartext) _____

Angaben zum primären Lungenkarzinom:

Seitenlokalisation　　○ Rechts　○ Links

Lokalisation　　○ Oberlappen　　○ Mittellappen　　○ Unterlappen

　　　　○ Hilusnahe (zentral-intermediär)　○ Peripher

Entnahmeort/Lymphknotenstation	Bezeichnung der Gewebsprobe
_____	_____
_____	_____
_____	_____
_____	_____
_____	_____
_____	_____

Datum	Unterschrift

Abb. I.9.2. Formblatt für klinische Information zur histopathologischen Untersuchung von mediastinoskopisch entnommenen Gewebsproben

Personaldaten				Einsender	
Neoadjuvante Therapie ○ Nein			○ Ja		
Diskontinuierliche Tumorherde in Lunge					
○ Nein ○ Im gleichen Lappen ○ In anderem ipsilateralen Lappen					
○ In anderem kontralateralen Lappen					
Operationszugang					
○ Konventionell ○ Videoassistiert-thorakoskopisch					
Art des Eingriffs			Seite		Segment-Nummer
Enukleation			○ Rechts ○ Links		/_____ /
Keil-/atypische Segmentresektion			○ Rechts ○ Links		/_____ /
Anatomische Segmentresektion			○ Rechts ○ Links		/_____ /
	Ober-lappen rechts	Mittel-lappen	Unter-lappen rechts	Ober-lappen links	Unter-lappen links
Lobektomie/Bilobektomie	○	○	○	○	○
Pneumonektomie	○ Rechts ○ Links				
Erweiterungen					
Bronchialbaum	○ Klassische Manschette			○ Y-Manschette	
	○ Bifurkationsresektion			○ Trachearesektion	
	○ Sonstiges: _____				
Gefäßbaum	○ A. pulmonalis	○ Vollmanschette		○ Tangential/Sonstiges	
	○ V. pulmonalis	○ Vollmanschette		○ Tangential/Sonstiges	
	○ V. cava superior				
	○ V. azygos				
	Intraperikardiale Absetzung			○ Nein	○ Ja
Sonstige Erweiterungen		○ Vorhof		○ Perikard	
	○ Zwerchfell	○ Pleura parietalis		○ Brustwand	
	○ Ösophagus	○ Anderes _____			

Abb. I.9.3. Formblatt für klinische Information zur histopathologischen Untersuchung von Lungenresektaten/Pneumonektomien wegen maligner Tumoren

Lymphknotendissektion		Entfernte Stationen	
Gruppe	Station	Rechts	Links
Peribronchial/	(14) Subsegmental	o	o
intrapulmonal	(13) Segmental	o	o
Hilär	(12) Lobär	o	o
	(11) Interlobär	o	o
	(10) Hilär	o	o
Mediastinal-	(9) Lig. pulmonale	o	o
unten	(8) Paraösophageal	o	o
	(7) Subkarinal	o	
Aortal	(6) Paraaortal	o	o
	(5) Subaortal	o	o
Mediastinal-	(4) Tracheobronchial unten	o	o
oben	(3) Prä- / retrotracheal	o	o
	(2) Paratracheal oben	o	o
	(1) Höchste mediastinale	o	o

Örtliche Tumorzelldissemination
Schnitt durch / in Tumor / Einriss in Tumor   o Nein   o Ja

Pleuraspülung   Nein   Ja
Unmittelbar nach Thorakotomie   o   o
Nach Resektion   o   o

Klinische R-Klassifikation
Makroskopisch Residualtumor?   o Nein   o Lokoregional   o Fernmetastasen
  Lokalisation von Fernmetastasen: _____
Mikroskopische Bestätigung des Residualtumors?   o Nein   o Ja

_____   _____
         Datum   Unterschrift

Abb. I.9.3. Fortsetzung

10 Dokumentation

10.1 Minimaldokumentation

Eine der Tumorbasisdokumentation (Dudeck et al. 1999) entsprechende Klassifikation des Lungenkarzinoms erfasst folgende Sachverhalte:

1. Lokalisation des Primärtumors (einschließlich Seitenlokalisation)
2. Histologischer Tumortyp – einschließlich Angaben über etwaige Bestätigung der Tumorhistologie durch andere Institution(en)
3. Histopathologisches Grading
4. Anatomische Tumorausbreitung vor Therapie
   - Klinischer TNM-Befund
   - Pathologischer TNM-Befund (pTNM)
   - Definitives M (Gesamt-M)[1]
   - Definitives Stadium
5. Angaben zu regionären Lymphknoten
   - Zahl untersuchter regionärer Lymphknoten
   - Zahl befallener regionärer Lymphknoten
6. Angaben zu Fernmetastasen
   - Lokalisation
7. Anatomische Tumorausbreitung nach Therapie
   - Residualtumor-(R-)Klassifikation
   - Lokalisation des Residualtumors

---

[1] Bei Unterschieden zwischen der klinisch festgestellten M-Kategorie und der pathologischen pM-Kategorie ist im Einzelfall jeweils unter Berücksichtigung der klinischen Gesamtsituation festzulegen, welche Kategorie für die Gesamtbeurteilung gilt und bei der Stadieneinteilung maßgeblich ist.

Im „European Thoracic Surgery Minimum Dataset" (European Society of Thoracic Surgery 2001) sind bezüglich Tumorklassifikation folgende Sachverhalte zu dokumentieren: Morphologie, Stadium, T, N, M, R, zusätzlich zu N auch die Befunde bezüglich N2-Lymphknoten getrennt nach CT und Mediastinoskopie sowie die Angabe, ob bei Thorakotomie ein Lymphknotensampling oder eine systematische Lymphknotendissektion vorgenommen wurde.

10.2 Dokumentation der histopathologischen Begutachtung

Die für die Minimaldokumentation der histopathologischen Begutachtung operativ entfernter Lungenkarzinome erforderlichen Aussagen sind in nachstehendem Formblatt (Abb. I.10.1) zusammengestellt.

Personaldaten		Einsender	

Untersuchungsmaterial:
- ○ L=Lobektomie
- ○ B=Bilobektomie
- ○ S=Segmentresektion
- ○ K=Keilresektion
- ○ P=Pneumonektomie
- ○ A=Andere

(Klartext) ....

1. Lokalisation des Primärtumors: C ☐☐☐

○ Oberlappen incl. Lingula (C 34.1) ○ Mittellappen (C 34.2) ○ Unterlappen (C 34.3)
○ mehr als 1 Lappen (C 34.8)

Seitenlokalisation   ○ R = Rechts,   ○ L = Links,   ○ B = Bilateral   ☐

2. Histologischer Tumortyp

Haupttyp:	Plattenepithelkarzinom in situ	8070/2
Plattenepithelkarzinom		8070/3
Kleinzelliges Karzinom		8041/3
Adenokarzinom		8140/3
Großzelliges Karzinom		8012/3
Adenosquamöses Karzinom		8560/3
Karzinoidtumor		8240/3
Varianten/Subtypen/Sonstige		

☐☐☐☐ / ☐

....

Abb. I.10.1. Zusammenfassung der histopathologischen Begutachtung operativer entfernter Lungenkarzinome

3. Histopathologisches Grading:

○ G1   ○ G2   ○ G3   ○ G4   ○ GX   ☐

4. pTNM-Klassifikation

                                                y   pT   pN   pM

(y) /_/ pT /_/_/ pN /_/ pM /_/   ☐ ☐☐ ☐ ☐

Ramifikation von pM: 1 = pM1a, 2 = p M1b,
3 = pM1a (i), 4 = pM1a (ii)   ☐

Anzahl untersuchter regionärer Lymphknoten /_/_/   ☐☐

Anzahl befallener regionärer Lymphknoten /_/_/   ☐☐

Zahl der Fernmetastasenlokalisationen /_/_/   ☐☐

Lokalisation mikroskopisch bestätigter Fernmetastasen
(Klartext) .... _____

5. Fakultative zusätzliche Angaben zu pN und pM   i   mol

zu pN0 und pM0 ○ 1 = i–, ○ 2 = i+, ○ 3 = mol–, ○ 4 = mol+   pN0 ☐☐

      ○ E = Entfällt (= pN0 bzw. pM0), ○ X = Nicht untersucht   pM0 ☐☐

zu pN1 und pM1 ○ 1 = mi, ○ 2 = Cy+, ○ E = Entfällt (= pN1 bzw. pM1) ○ X = F.A pN1 ☐☐

      pM1 ☐☐

6. Lokalisation befallener Lymphknoten

	N=Nein	R=Ja, rechts	L=Ja, links	
Peribronchial (intrapulmonal) (13,14)	○	○	○	☐
Lobär, interlobär (11,12)	○	○	○	☐
Hilär am Stammbronchus (10)	○	○	○	☐
Untere mediastinale:				
– im Lig. pulmonale (9)	○	○	○	☐
– paraösophageal unter Karina (8)	○	○	○	☐
– subkarinal (7)	○	○	○	☐
Aortal (5,6)	○	○	○	☐
Oberes Mediastinum (1~4)	○	○	○	☐
Supraklavikulär (einschl. Skalenus-LK)	○	○	○	☐

Abb. I.10.1. Fortsetzung

7. Daten zur R-Klassifikation
Befunde an den Resektionslinien

	F=Tumor-frei	N=Nichtinva-siver Tumor	I=Invasiver Tumor	Y=Nicht untersucht	
Bronchial/peribronchial	o	o	o	o	☐
Lungenparenchym	o	o	o	o	☐
Brustwand	o	o	o	o	☐
Perikard/Mediastinum	o	o	o	o	☐
Zwerchfell	o	o	o	o	☐
Andere Lokalisation	o	o	o	o	☐

Falls verbindliche Aussagen über die klinische R-Klassifikation vorliegen:
Definitive R-Klassifikation   R ☐☐☐☐

- o Kein Residualtumor (R0)
- o Mikroskopischer nichtinvasiver Residualtumor (R1is)
- o Mikroskopischer invasiver Residualtumor (R1)
- o Nur positiver zytologischer Befund in Pleuraflüssigkeit (R1cy+)
- o Makroskopischer Residualtumor, mikroskopisch nicht bestätigt (R2a)
- o Makroskopischer Residualtumor, mikroskopisch bestätigt (R2b)

Falls Residualtumor, Lokalisation	N = Nein	J = Ja	
Lokoregionär	o	o	☐
Fernmetastasen	o	o	☐

8. Örtliche Tumorzelldissemination: Einriss in oder Schnitt durch Tumorgewebe

o N = Nein   o J = Ja   ☐

_____   _____
          Datum   Unterschrift

Abb. I.10.1. Fortsetzung

10.3 Erweiterte Dokumentation

Weitere, in der Organspezifischen Tumordokumentation (Wagner et al. 2002) zusätzlich zur Minimaldokumentation aufgeführte, für die Klassifikation der Lungentumoren wichtige Sachverhalte sind in Tabelle I.10.1 aufgelistet.

Tabelle I.10.1. In der Organspezifischen Tumordokumentation zusätzlich zur Minimaldokumentation aufgeführte, für die Klassifikation der Lungentumoren wichtige Sachverhalte

Lokalisation	Lage im Bronchialbaum (peripher von Segmentbronchien, Segmentbronchus, Lappenbronchus, Intermediärbronchus) Bei Tumoren distal des Lappenbronchus: Nummer des Ausgangssegmentes
Makroskopische Befunde	Makroskopischer Tumortyp a) Bei Frühkarzinom: verdickt, nodulär, polypoid b) Bei sonstigen Tumoren: zentral-hilusnah (polypoid, ulzerös, szirrhös-stenosierend), peripherer Rundherd, diffus-infiltrierend („pneumonieähnlich"), mesotheliomähnlich Sulcus-superior-Tumor? Zerfallshöhle im Tumor? Narbenkarzinom? Größter Tumordurchmesser (in mm) Tumorentfernung en bloc?
Histomorphologie	Bei pluriform gebauten Tumoren: prozentualer Anteil der einzelnen Komponenten Neuroendokrine Morphologie? Neuroendokrine Differenzierung? Entzündliche Stromareaktion, Plasmazellinfiltration im Tumor Desmoplastische Stromareaktion Lymphgefäßinvasion (L-Klassifikation; intratumoral, peritumoral) Veneninvasion (V-Klassifikation) Falls neoadjuvante Therapie: regressive Veränderungen/ Regressionsgrading, gesondert für Primärtumor und regionäre Lymphknoten, mit Angabe der Methode und der Zahl untersuchter Klein- und Großblöcke

Tabelle I.10.1. Fortsetzung

Tumorausbreitung	a) Primärtumor Nähere Angaben zum kontinuierlichen und diskontinuierlichen Pleurabefall (viszerale, parietale, mediastinale Pleura, mit oder ohne Erguss, zytologischer Tumornachweis im Pleuraerguss) Nähere Angaben zu extrapulmonaler Ausbreitung (Brustwand, Zwerchfell, Mediastinum, parietales oder viszerales Perikard, Herz, große Gefäße, Trachea, Ösophagus, andere) b) Regionäre Lymphknoten: gesonderte Angaben zu den einzelnen Lymphknotenstationen: Befall En bloc oder getrennt von Tumorresektat entfernt Größter Durchmesser der größten Lymphknotenmetastasen Extrakapsuläre Ausbreitung von Metastasen Befall des/der Grenzlymphknoten c) Bei vorangegangener neoadjuvanter Therapie: Ausbreitung des regressierten Tumorgewebes (Primärtumor, regionäre Lymphknoten, Fernmetastasen) d) UICC-Stadium e) Multidimensionale Klassifikation in Prognosegruppen: Nichtkleinzelliges Karzinom: Prognostic-Factor-Risk Index (Shinkai et al. 1992) Kleinzelliges Karzinom: Manchester-Score (Czerny et al. 1987) Prognostic Staging System (Sagman et al. 1991) Marburger Prognosegruppe (Wolf 1998)
R-Klassifikation	Minimale Entfernung des Tumors von den Resektionsrändern (in mm), gesondert nach unterschiedlichen Resektionsrändern (bronchial/peribronchial, Lungenparenchym, mitentfernte Strukturen) und nach invasivem und anschließendem nichtinvasivem Karzinom sowie unter Angabe der Messmethode (makroskopisch, histologisch) Japanische „Curativity"-Klassifikation

Tabelle I.10.1. Fortsetzung

Begleitende Veränderungen	Vorläuferläsionen: gering-, mäßig-, hochgradige Plattenepitheldysplasie, atypische adenomatöse Hyperplasie, Hyperplasie neuroendokriner Zellen (assoziiert mit Fibrose und/oder Entzündung, angrenzend an Karzinoid, diffuse idiopathische pulmonale Hyperplasie neuroendokriner Zellen), Tumorlets (jeweils Angabe: an Karzinom anschließend, vom Karzinom getrennt oder beides) Neben invasivem Karzinom begleitendes In-situ-Plattenepithelkarzinom (angrenzend an/getrennt von invasivem Karzinom/beides) Sonstige Bronchialscheimhautveränderungen: Basalzellhyperplasie, Becherzellhyperplasie, Plattenepithelmetaplasie, Mikropapillomatose Silikose Tuberkulose Asbestose Fibrose Andere
Durchführung von Spezialuntersuchungen	(Z. B. Durchflusszytometrie, Proliferationsmarker, Zelladhäsionsmarker, andere molekulare Marker, Angiogenese, Genexpressionsprofil)

Literatur

American Joint Committee on Cancer (AJCC) (Greene FL, Page DL, Fleming ID, Fritz AG, Balch CM, Haller DG, Morrow M, eds) (2002) Cancer staging manual, 6th edn. Springer, Berlin Heidelberg New York Tokyo

American Society of Clinical Oncology (1997) Clinical practice guidelines for the treatment of unresectable non-small-cell lung cancer. J Clin Oncol 15:2996–3018

Asamura H, Naruke T (1995) Lung carcinoma. In: UICC (Hermanek P, Gospodarowicz MK, Henson DE, Hutter RVP, Sobin LH, eds) Prognostic factors in cancer. Springer, Berlin Heidelberg New York Tokyo, pp 118–129

Auperin A, Arriagada R, Pignon JP et al. (1999) Prophylactic cranial irradiation for patients with small-cell lung cancer in complete remission. Prophylactic Cranial Irradiation Overview Collaborative Group. New Engl J Med 341:476–484

Barsky SH, Huang SJ, Bhuta S (1986) The extracellular matrix of pulmonary scar carcinomas is suggestive of a desmoplastic origin. Am J Pathol 124:412–419

Becker HD, Hohenberger W, Junginger Th, Schlag PM (2002) Chirurgische Onkologie. Georg Thieme, Stuttgart New York

Beer DG, Kardia SLR, Huang C-C et al. (2002) Gene-expression profiles predict survival of patients with lung adenocarcinoma. Nature Medicine 8:816–824

Bonner JA, Garces YI, Sawyer TE et al. (1999) Frequency of non-contiguous lymph node involvement in patients with resectable nonsmall cell lung carcinoma. Cancer 86:1159–1164

Breathnach OS, Freidlin B, Conley B et al. (2001) Twenty-two years of phase III trials for patients with advanced non-small-cell lung cancer: sobering results. J Clin Oncol 19:1734–1742

Bréchot JM, Chevret S, Charpentier MC et al. (1996) Blood vessel and lymphatic vessel invasion in resected nonsmall cell lung carcinoma. Cancer 78:2111–2116

Brundage MD, Machillop WJ (2001) Lung cancer. In: UICC (Gospodarowicz MK, Henson DE, Hutter RVP, O'Sullivan B, Sobin LH, Wittekind Ch, eds) Prognostic factors in cancer, 2nd edn. Wiley, New York, pp 351–369

Bülzebruck H, Hermanek P (1999) Beiträge der Thoraxklinik Heidelberg-Rohrbach zur Weiterentwicklung der TNM-Klassifikation für das Lungenkarzinom. In: Drings P, Vogt-Moykopf I (Hrsg) 20 Jahre Tumortherapie in der Thoraxklinik Heidelberg-Rohrbach der Landesversicherungsanstalt Baden. Thorax-Klinik Heidelberg-Rohrbach

Bülzebruck H, Wendekamm E, Dienemann H, Drings P (2000) Prognostic impact of the new 5th edition of the TNM classification (1997) for lung cancer. J Cancer Res Clin Oncol 128, Suppl: R 28

Chen F-F, Yan J-J, Lai W-W, Jin Y-T, Su I-J (1998) Epstein-Barr virus-associated non-small cell lung carcinoma. Undifferentiated „lymphoepithelioma-like" carcinoma as a distinct entity with better prognosis. Cancer 82:2334–2342

Czerny T, Blair V, Anderson H et al. (1987) Pretreatment prognosis factors scoring system in 407 small-cell cancer patients. Int J Cancer 39:146–149

Dehner LP, Watterson J, Priest J (1995) Pleuropulmonary blastoma: a unique intrathoracic-pulmonary neoplasm of the childhood. Perspect Pediatr Pathol 18:214–226

Deutsche Krebsgesellschaft (2002) Kurzgefasste interdisziplinäre Leitlinien 2002, 3. Aufl. Zuckschwerdt, München Bern Wien New York

Drings P (1999) Die Entwicklung der Therapie des kleinzelligen Bronchialkarzinoms unter Berücksichtigung der klinischen Tumorforschung in der Thoraxklinik. In: Drings P, Vogt-Moykopf I (Hrsg) 20 Jahre Tumortherapie in der Thoraxklinik Heidelberg-Rohrbach der Landesversicherungsanstalt Baden. Thorax-Klinik Heidelberg-Rohrbach, S 159–164

Drings P (2002) Significance of TNM-System in medical oncology. J Cancer Res Clin Oncol 128:S1

Dudeck J, Wagner G, Grundmann E, Hermanek P (1999) Basisdokumentation für Tumorkranke, 5. Aufl. Zuckschwerdt, München Bern Wien New York

European Society of Medical Oncology ESMO (2001) Minimum clinical recommendations for diagnosis, treatment and follow-up of non-small-cell lung cancer (NSCLC) Ann Oncol 12:1049–1050

European Society of Medical Oncology (ESMO) (2001) ESMO minimum clinical recommendations for diagnosis, treatment and follow-up of smal-cell lung cancer (SCLC). Ann Oncol 12:1051–1952

European Society of Thoracic Surgery (2001) European Thoracic Surgery Minimum Database. http://www.ests.org.uk/dataset.htm

Federative Committee on Anatomical Terminology (FCAT) (1998) Terminologia anatomica. International anatomical terminology. Thieme, Stuttgart New York

Feinstein AR (1966) Symptoms as an index of biological behaviour and prognosis in human cancer. Nature 209:241–245

Feinstein AR (1970) The pre-therapeutic classification of co-morbidity in chronic disease. J Chron Dis 23:455–469

Feinstein AR, Gelfmann NA, Yesner R, Auberbach O, Hackel DB, Pratt PC (1970) Observer variability in the histopathologic diagnosis of lung cancer. Am Rev Respir Dis 101:671–684

Feinstein AR, Wells CK (1990) A clinical-severity staging system for patients with lung cancer. Medicine 69:1–33

Feneis H (1993) Anatomisches Bildwörterbuch der internationalen Nomenklatur, 7. Aufl. Thieme, Stuttgart New York

Fritz A, Percy C, Jack A, Shanmugaratnam K, Sobin L, Parkin DM, Whelan S (2000) International classification of diseases for oncology (ICD-O), 3rd edn. WHO, Geneva

Ginsberg RJ, Port JL (2000) Surgical therapy of stage I and non T3 N0 Stage II non-small cell lung cancer In: Pass HI, Mitchell JB, Johnson DH, Turrisi AT, Minna JD (eds) Lung cancer principles and practices, 2nd edn. Lippincott Williams & Wilkins, Philadelphia, pp 682–694

Grundmann E, Hermanek P, Wagner G (1997) Tumorhistologieschlüssel, 2. Aufl. ADT Tumordokumentation in Klinik und Praxis, Band 2. Spinger, Berlin Heidelberg New York Tokyo

Hartung W (1997) Atemwege und Lungen. In: Remmele W (Hrsg) Pathologie, 2. Aufl. Band 3. Springer, Berlin Heidelberg New York Tokyo, S 682–714

Hermanek P (1989) Klassifikation des Lungenkarzinoms. In: Hartel W, Weidringer JW (Hrsg) Bronchialkarzinom – Interdisziplinäre Aspekte zu Diagnose und Therapie. Demeter, Gräfelfing

Hermanek P, Gall FP (1979) Lungentumoren. Kompendium der klinischen Tumorpathologie 2. Witzstrock, Baden-Baden Köln New York

Hermanek P, Wittekind Ch (1944) Seminar: the pathologist and the residual tumour (R) classification. Pathol Res Pract 190:115–123

Hermanek P, Bülzebruck H (1998) Staging des Lungenkarzinoms. In: Drings P, Vogt-Moykopf I (Hrsg) Thoraxtumoren. Diagnostik – Staging – Gegenwärtiges Therapiekonzept, 2. Aufl. Springer, Berlin Heidelberg New York Tokyo, S 97–117

Hermanek P, Hutter RVP, Sobin LH, Wittekind Ch (1999) Classification of isolated tumor cells and micrometastasis. Cancer 86:2668–2673

Hölzel D, Klamert A, Schmidt M (1996) Krebs: Häufigkeiten, Befunde und Behandlungsergebnisse. Zuckschwerdt, München Bern Wien New York, S 247–262

Hoffmann E (1959) Die Abflusswege der Lungenlymphe und ihre Bedeutung für die Ausbreitung maligner Tumoren. Bruns Beitr Klein Chir 199:451–471

Iyoda A, Hiroshima K, Toyazaki T, Haga Y, Fujisawa T, Ohwada H (2001) Clinical characterization of pulmonary large cell neuoendocrine carcinoma and large cell carcinoma with neuroendocrine morphology. Cancer 91:1992–2000

Jänne PA, Freidlin B, Saxman S et al. (2002) Twenty-five years of clinical research for patients with limited-stage small cell lung carcinoma in North America. Meaningful improvements in survival. Cancer 95:1528–1538

Japan Lung Cancer Society (JLCS) (2000) Classification of lung cancer, 1st English edn. Kanehara & Co., Tokyo

Junker K, Thomas M, Schulmann K, Klinke V, Borse U, Müller KM (1997) Regressionsgrading neoadjuvant behandelter nichtkleinzelliger Lungenkarzinome. Pathologe 18:131–140

Junker K; Langner K, Thomas M, Klinke F, Bosse U, Müller K (2002) Mediastinal down staging and tumor regression in non-small cell lung cancer after neoadjuvant therapy. J Cancer Res Clin Oncol 128 [Suppl]:575

Kung ITM, Jui IOL, Loke SL, Khin MA, Mok CK, Lam WK, So SY (1985) Pulmonary scar cancer. A pathological reappraisal. Am J Surg Pathol 9:391–400

Lamerz R, Hasholzner U, Stieber P, Voltz RD (2000) Paraneoplastische Syndrome (PNS). In: Schalhorn A (Hrsg) Tumoren der Lunge und des Mediastinums. Manual des Tumorzentrums München, 5. Aufl. Zuckschwerdt, München Bern Wien New York, S 26–29

Langner K, Müller KM, Junker K (2000) Differenzierungswandel kleinzelliger Lungenkarzinome nach Chemotherapie. Pathologe 21:358–363

Lipford EH, Sears DL, Eggleston JC, Moore GW, Lillemore KD, Baker RR (1984) Prognostic factors in surgically resected limited-stage, non-small-cell carcinoma of the lung. Am J Surg Pathol 8:357–365

Manegold C (2001) Chemotherapy for advanced non-small cell lung cancer. Sem Oncol 28 [Suppl 7]:1–6

McKee PH, Chinyama CN, Whimster WF, Bogomoletz WV, Delides GS (2001) Comprehensive tumour terminology handbook. Wiley, New York

Mostofi FK, Sesterhenn IA (1998) Histological typing of testis tumours, 2nd edn. WHO International Histological Classification of Tumours. Springer, Berlin Heidelberg New York Tokyo

Mountain CF (1988) Prognostic implications of the international staging system for lung. Sem Oncol 15:236–245

Mountain CF (1996) Lung cancer staging: 1997 revision. In: Antypas G (ed) 2nd International Congress on Lung Cancer. Monduzzi Editore, Bologna

Mountain CF (1997) Revisions in the international system for staging lung cancer. Chest 111:1710–1717

Müller K-M, Junker K, Wiethege Th (1995) Nichtkleinzellige Lungentumoren. Morphologie, Tumorregression, Molekularpathologie. Onkologe 1:429–440

Müller K-M, Fisseler-Eckhoff A (1998) Pathologie der Lungentumoren. In: Drings P, Vogt-Moykopf I (Hrsg) Thoraxtumoren. Diagnostik – Staging – Gegenwärtiges Therapiekonzept, 2. Aufl. Springer, Berlin Heidelberg New York Tokyo

Müller K-M, Wiethege Th, Junker K (1998) Pathologie kleinzelliger Lungentumoren. Onkologe 4:996–1004

Müller K-M, Wiethege Th, Junker K, Krisman M (1999) Der Pathologe als Partner des klinischen Onkologen. In: Drings P, Vogt-Moykopf I (Hrsg) 20 Jahre Tumortherapie in der Thoraxklinik Heidelberg-Rohrbach der Landesversicherungsanstalt Baden. Thorax-Klinik Heidelberg-Rohrbach

Müller-Höcker J (2000) Pathomorphologie und Molekulargenetik des Lungenkarzinoms. In: Schalhorn A (Hrsg) Tumoren der Lunge und des Mediastinums. Manual des Tumorzentrums München, 5. Aufl. Zuckschwerdt, München Bern Wien New York, S 30–41

Naruke T (1999) Daten zitiert bei López-Encuentra A, Bülzebruck H, Feinstein AR (2000) Meeting report. Tumor staging and classification in lung cancer. Summary of the International Symposium Madrid, Spain, 3–4 December 1999. Lung Cancer 29:79–83

Oliveira AM, Tazelaar HD, Wentzlaff KA et al. (2001) Familial pulmonary carcinoid tumors. Cancer 91:2104–2109

Pignon JP, Arriagada R, Ihde DC et al. (1992) A meta-analysis of thoracic radiotherapy for small cell lung cancer. New Engl J Med 327:1618–1624

Port-Meta-analysis Trialists Group (1998) Postoperative radiotherapy in non-small-cell lung cancer: systematic review and meta-analysis of individual patient data from nine randomised controlled trials. Lancet 352:257–263

Präuer HW, Fürst H, Thetter O (2000) Operative Behandlung des Bronchialkarzinoms. In: Schalhorn A (Hrsg) Tumoren der Lunge und des Mediastinums. Manual Tumorzentrum München, 5. Aufl. Zuckschwerdt, München Bern Wien New York, S 42–46

Priest JR, McDermott MB, Bhatia S, Watterson J, Manivel JC, Dehner LP (1997) Pleuropulmonary blastoma. A clinocopathologic study of 50 cases. Cancer 80:147–161

Rohen JW, Yokochi C (1983) Anatomie des Menschen, Band II Extremitäten, Brust-, Bauch- und Retrositus. Schattauer, Stuttgart New York

Rosai J (1996) Ackerman's surgical pathology, 8th edn. Mosby, St. Louis

Sagman U, Maki E, Evans WK et al. (1991) Small-cell carcinoma of the lung: derivation of a prognostic staging system. J Clin Oncol 9:1639–1649

Salzer G (1967) Klinische Überlegungen zur Histologie des Bronchuskarzinoms. Das Fiasko der Klassifizierung. Thoraxchirurgie 15:121–124

Salzer G, Kutschera W (1989) Die histologische Klassifizierung des Bronchuskarzinoms aus klinischer Sicht weiterhin ein Fiasko. Dtsch Z Onkol 22:127–131

Schiller JH (2001) Current standards of care in small-cell and non-small cell lung cancer. Oncology 61 [Suppl 1]:3–13

Schirren J, Trainer S, Schneider P, Hendricks H, Müller K-M, Vogt-Moykopf I (1994) Sind videoassistierte thorakoskopische Resektionsverfahren in der onkologischen Chirurgie vertretbar? Chirurg 65:664–670

Schirren J, Richter W, Schneider P, Vogt-Moykopf I (1996) Grundlagen und Ergebnisse der systematischen Lymphknotendissektion beim operierten Bronchialkarzinom. Chirurg 67: 869–876

Schirren J, Muley T, Schneider P, Latzke L, Bülzebruck H, Vogt-Moykopf I (1998) Chirurgische Therapie des Bronchialkarzinoms. In: Drings P, Vogt-Moykopf I (Hrsg) Thoraxtumoren. Diagnostik – Staging – gegenwärtiges Therapiekonzept. 2. Aufl. Springer, Berlin Heidelberg New York Tokyo, S 232–269

Seifert G (1991) Histological typing of salivary gland tumours, 2nd edn. WHO International Histological Classification of Tumours. Springer, Berlin Heidelberg New York Tokyo

Shimosato Y, Hashimoto T, Kodama T, Kameya T, Suzuki A, Nishiwaki Y, Yoneyama T (1980) Prognostic implications of fibrotic focus (scar) in small peripheral lung cancers. Am J Surg Pathol 4: 365–373

Shinkai T, Eguchi K, Sasaki Y et al. (1992) A prognostic factor index in advanced non-small-cell lung cancer treated with cisplatin-containing combination chemotherapy. Cancer Chemother Pharmacol 30: 1–6

Stahel RA, Ginsberg R, Havemann K et al. (1989) Staging and prognostic factors in small cell lung cancer: a consensus report. Lung Cancer 5: 119–126

Sunder-Plassmann L (1995) Der Stellenwert der Operation bei kleinzelligem Bronchialkarzinom. Onkologe 4: 1035–1038

Sunder-Plassmann L (2001) Maligne Lungentumoren. In: Siewert JR (Hrsg) Onkologische Chirurgie. Springer, Berlin Heidelberg New York Tokyo, S 367–391

Suzuki K, Nagai K, Yoshida J, Nishimura M, Takahashi K, Yokose T, Nishiwaki Y (1999) Conventional clinico-pathologic prognostic factors in surgically resected non-small cell lung carcinoma. Cancer 86: 1976–1989

Thomas M, Gatzemeier U, Georg R et al. (2000) Recommendations on the diagnosis of bronchial carcinoma. German Pneumology Society. Pneumologie 54: 361–371

Travis WD, Colby TV, Corrin B, Shimosato Y, Brambilla E (1999) Histological typing of lung and pleural tumours, 3rd. edn. WHO International Histological Classification of Tumours. Springer, Berlin Heidelberg New York Tokyo

UICC (Wittekind Ch, Wagner G, Hrsg) (1997) TNM-Klassifikation maligner Tumoren, 5. Aufl. Springer, Berlin Heidelberg New York Tokyo

UICC (Hermanek P, Hutter RVP, Sobin LH, Wagner G, Wittekind Ch, Hrsg) (1998) TNM-Atlas. Illustrierter Leitfaden zur TNM/pTNM-Klassifikation maligner Tumoren, 4. Aufl. Springer, Berlin Heidelberg New York Tokyo

UICC (Hermanek P, Hutter RVP, Sobin LH, Wagner G, Wittekind Ch, eds) (1999) TNM Atlas. Illustrated guide to the TNM/pTNM classification of malignant tumours, 4th edn 1997, corrected 2nd reprint 1999. Springer, Berlin Heidelberg New York Tokyo

UICC (Wittekind Ch, Henson DE, Hutter RVP, Sobin LH, eds) (2001) TNM Supplement 2001. A commentary on uniform use. Wiley, New York

UICC (Sobin LH, Wittekind Ch, eds) (2002) TNM classification of malignant tumours, 6th edn. Wiley, New York

Volm M, Mattern J (1998) Molekularbiologische Faktoren und deren prognostische Relevanz bei nichtkleinzelligen Lungentumoren. In: Drings P, Vogt-Moykopf I (Hrsg) Thoraxtumoren. Diagnostik – Staging – Gegenwärtiges Therapiekonzept, 2. Aufl. Springer, Berlin Heidelberg New York Tokyo, S 49–62

Wagner G (1993) Tumorlokalisationsschlüssel, 5. Aufl. Springer, Berlin Heidelberg New York Tokyo

Wagner G, Hermanek P, Wittekind Ch, Sinn HP (2002) Organspezifische Tumordokumentation, 2. Aufl. Empfehlungen zu Dokumentationsinhalten für Studien. Internetfassung („OTD-2-Internet"). Deutsche Krebsgesellschaft, Frankfurt (Main), http://www.krebsgesellschaft.de

Watanabe S, Ladas G, Goldstraw P (2002) Inter-observer variability in systematic nodal dissection: comparison of European and Japanese nodal designation. Ann Thorac Surg 73:245–249

Weiss SW (1994) Histological typing of soft tissue tumours, 2nd edn. WHO International Histological Classification of Tumours. Springer, Berlin Heidelberg New York Tokyo

Wiethege Th, Junker K, Johnen G, Krisman M, Müller K-M (2000) Pathologie und Molekularbiologie bösartiger pulmonaler Tumoren. Pathologe 21:404–423

Wittekind Ch, Compton CC, Greene FL, Sobin LH (2002) Residual tumor classification revisited. Cancer 94:2511–2519

Wöckel W, Höfler G, Popper HH, Morresi-Hauf A (1997) Lymphoepitheliomartige Lungenkarzinome. Pathologe 18:147–152

Wolf M (1998) Kleinzellige Bronchialkarzinome. Klinische Präsentation, Diagnostik und prognostische Faktoren. Onkologe 4:1005–1018

Wolf M, Havemann K (1995) Kleinzellige Bronchialkarzinome. In: Seeber S, Schütte J (Hrsg) Therapiekonzepte Onkologie, 2. Aufl. Springer, Berlin Heidelberg New York Tokyo, S 420–445

Wolf M, Havemann K (1998) Prognostische Faktoren und Therapiestrategie beim kleinzelligen und nichtkleinzelligen Bronchialkarzinom. In: Drings P, Vogt-Moykopf I (Hrsg) Thoraxtumoren. Diagnostik – Staging – Gegenwärtiges Therapiekonzept, 2. Aufl. Springer, Berlin Heidelberg New York Tokyo, S 63–80

Wolf M, Havemann K (2001) Nichtkleinzelliges Bronchialkarzinom. In: Zeller WJ, zur Hausen H (Hrsg) Onkologie. V.2.2. Ecomed, Landsberg/Lech

Wuketich S, Müller KM, Salzer G (1984) Gemeinschaftsstudie zur histologischen Klassifikation des Bronchuskarzinoms. Verh Dtsch Ges Pathol 68:558

Zeidler D (1998) Bronchuskarzinoid. In: Drings P, Vogt-Moykopf I (Hrsg) Thoraxtumoren. Diagnostik – Staging – Gegenwärtiges Therapiekonzept, 2. Aufl. Springer, Berlin Heidelberg New York Tokyo, S 373–380

Zelen M (1973) Keynote address on biostatistics and data retrieval. Cancer Chemother Rep Part 3, 4:31–42

II Maligne Tumoren der Pleura

Maligne Tumoren der Pleura

1 Zur Anatomie

Höchstens 1% aller primären malignen Tumoren des Thorax sind in der Pleura lokalisiert (Hall et al. 2000).

Für die Verschlüsselung der Lokalisation steht in der ICD-O (Fritz et al. 2000) nur die Code-Nummer C38.4=Pleura o.n.A. zur Verfügung. Im Tumorlokalisationsschlüssel (Wagner 1993) ist eine Unterteilung in C38.41, Pleura parietalis (einschließlich mediastinale und diaphragmatische Pleura), und C38.42, Pleura visceralis, vorgesehen. In der organspezifischen Tumordokumentation (Wagner et al. 2002) wurde empfohlen, bei Befall von Pleura parietalis *und* visceralis C38.40 zu verwenden. Sinngemäß sollte dann bei fehlender Unterscheidung zwischen Pleura parietalis und visceralis C38.4, Pleura o.n.A., angewandt werden.

Bei beidseitigem Befall wird als Seitenlokalisation jene Seite angegeben, die stärker (ausgedehnter) befallen ist (vermutlicher Ausgangspunkt) (Wagner et al. 2002).

Als regionäre Lymphknoten gelten die intrathorakalen, Skalenus- und supraklavikulären Lymphknoten, ab 01.01.2003 auch die Lymphknoten entlang der A. mammaria interna (UICC 1997, 2002).

2 Makroskopische Klassifikation

Makroskopisch kann zwischen 3 Erscheinungsformen unterschieden werden (Wagner et al. 2002):

1) multiple kleine Plaques oder Knötchen (Frühform),
2) diffus-flächenhafte Verdickung der Pleura mit oder ohne Hohlräume mit (oft viskös-gallertiger) Flüssigkeit,
3) solitärer lokalisierter Tumor eines der beiden Pleurablätter (diese Form findet sich ganz überwiegend beim lokalisierten fibrösen Tumor oder bei submesothelialen Weichteilsarkomen, hingegen nur äußerst selten beim malignen Mesotheliom).

3 Histomorphologie (Typing und Grading)

3.1 Systematik des Typings

Maßgeblich ist die 3. Auflage der WHO-Klassifikation der Lungen- und Pleuratumoren (Travis et al. 1999). Des Weiteren wurden die Darstellungen im AFIP-Tumoratlas (Battifora u. Mc Caughey 1995) sowie bei Rosai (1996) berücksichtigt. Die in Frage kommenden histologischen Typen sind in Tabelle II.3.1 mit den Morphologie-Code-Nummern der ICD-O (Fritz et al. 2000; Grundmann et al.1997) aufgelistet.

Weitaus am häufigsten sind maligne Mesotheliome (im SEER-Datensatz bei 1.739 von 1.767 histologisch klassifizierten Patienten = 98,4%). Etwa 80% aller malignen Mesotheliome sind in der Pleura lokalisiert (bei Männern über 85%, bei Frauen etwa 65%) (Mack 1995). Das maligne Pleuramesotheliom ist in den letzten Jahrzehnten – offenbar in Zusammenhang mit der erhöhten industriellen Asbestexposition – erheblich häufiger geworden; mit einer weiteren Zunahme bis etwa 2015–2020 wird gerechnet (Garlepp u. Leong 1995; Upham et al. 1995).

Tabelle II.3.1. Histologische Typen maligner Pleuratumoren

	ICD-O-Code
A. *Für Pleura charakteristische maligne Tumoren*	
1. Maligne Tumoren des Mesothels	
Malignes Mesotheliom (o.n.A.)	9050/3
Epitheloides malignes Mesotheliom	9052/3
Sarkomatoides malignes Mesotheliom	9051/3
Desmoplastisches malignes Mesotheliom	9051/3
Biphasisches malignes Mesotheliom	9053/3
2. Maligner Tumor des Submesothels	
Maligner lokalisierter fibröser Tumor	8815/3

Tabelle II.3.1. Fortsetzung

B. Sonstige maligne Tumoren (Hall et al. 2000; Mack 1995; Rosai 1996)	
1. Maligne submesotheliale Weichteiltumoren	
Malignes fibröses Histiozytom	8830/3
Angiosarkom	9120/3
Malignes epitheloides Hämangioendotheliom	9133/3
Desmoplastischer Rundzelltumor	Siehe Lunge S. 47
Sonstige, z. B. Synovialkarzinom (Essary et al. 2002)	9040/3
Sonstige Einzelfälle, wie z. B. Leiomyosarkom, Rhabdomyosarkom, Fibrosarkom, extraskelettales Osteosarkom, malignes Mesenchymom, epitheloides Sarkom (Mack 1995)	
2. Ektopische maligne epitheliale Thymustumoren	Siehe Thymus S. 181
3. Primäre maligne Lymphome	Siehe Band Lymphome und Leukämien dieser Buchreihe
4. Pleuropulmonales Blastom	siehe Lunge S. 33

3.2 Sicherheit der Mesotheliomdiagnose

Nach dem Vorschlag des Europäischen Mesotheliom-Panels (Manegold et al. 1997) werden hinsichtlich der mikroskopischen Sicherung maligner Mesotheliome 4 Gruppen (A–D) unterschieden:

Mesotheliom A	Sicheres Mesotheliom: kein Zweifel an der histologischen Diagnose
Mesotheliom B	Wahrscheinliches Mesotheliom: Die Zurückhaltung kann ihre Begründung in der mangelnden Gewebsgröße, der schlechten Qualität oder der mangelnden Differenzierung finden, oder das Fehlen gewisser histologischer Details kann zu leichten Zweifeln Anlass geben
Mesotheliom C	Mögliches Mesotheliom: Die Diagnose kann nicht abgelehnt werden, aber es fehlen ausreichende Hinweise für eine positive Diagnose
Mesotheliom D	Wahrscheinlich kein Mesotheliom: Die Diagnose ist zwar unwahrscheinlich, kann jedoch nicht absolut von der Hand gewiesen werden

3.3 Alphabetisches Verzeichnis der anerkannten pleuracharakteristischen malignen Tumortypen mit Definitionen und Hinweisen zur Klinik

In Tabelle II.3.2 sind die pleuracharakteristischen malignen Tumortypen mit Definitionen und Hinweisen zur Klinik aufgelistet.

Tabelle II.3.2. Alphabetisches Verzeichnis der pleuracharakteristischen Tumortypen

Tumortyp ICD-O-Code-Nummer	Definition	Hinweise zur Klinik
Biphasisches malignes Mesotheliom 9053/3	Strukturen des epitheloiden und des sarkomatoiden Mesothelioms zu je mindestens 10% des Tumors vorhanden	Etwa 20–35% aller malignen Pleuramesotheliome (Battifora u. Mc Caughey 1995; Schneider et al. 1998; UICC 2001b). Prognose zwischen jener epitheloider und sarkomatoider Mesotheliome
Desmoplastisches malignes Mesotheliom 9051/3	Sarkomatoides Mesotheliom mit mehr als 50% dichtem kollagenem Stroma und wahllos angeordneten Spalträumen mit Zellen mit leicht atypischen Kernen	Bis zu 10% der malignen Pleuramesotheliome (Battifora u. Mc Caughey 1995). Prognostisch weitgehend ähnlich sarkomatoidem Mesotheliom
Epitheloides malignes Mesotheliom 9052/3	Mehr als 90% des Tumors zeigen Wachstum in Tubuli, Azini oder Papillen. Meist tubulopapillärer Bau, manchmal auch vorwiegend tubulär oder vorwiegend papillär, seltener auch vorwiegend Züge atypischer epitheloider Mesothelzellen (plump, rund oder polygonal, mit reichlich azidophilem Zytoplasma)	Etwa 50–65% aller malignen Pleuramesotheliome (Battifora u. Mc Caughey 1995; Schneider et al. 1998; UICC 2001b) Prognostisch günstigste Form maligner Mesotheliome
Maligner lokalisierter fibröser Tumor 8815/3	Tumor bestehend aus spindeligen fibroblastischen Zellen mit Bildung kollagener Fasern. Zum Teil perizytomähnliche, z. T. storiforme Bilder, häufig Hyalinisierung. Kriterien für Abgrenzung gegen benigne lokalisierte fibröse Tumoren: – Polymorphie und Zellreichtum	Meist an viszeraler Pleura, gewöhnlich solitär, nicht asbestassoziiert. Gelegentlich hypoglykämisches paraneoplastisches Syndrom oder pulmonale Osteoarthropathie. Etwa 20–40% aller lokalisierten fibrösen Tumoren sind maligne (England et al. 1989;

II. Tumoren der Pleura

Tabelle II.3.2. Fortsetzung

Tumortyp ICD-O-Code-Nummer	Definition	Hinweise zur Klinik
	– Mehr als 4 Mitosen pro 10 HPF (Gesichtsfelder bei starker Vergrößerung) – Nekrosen – Tumor mehr als 10 cm groß (dieses Kriterium wird kontrovers beurteilt [de Perrot et al. 2002]) Achtung: manchmal Zeichen der Malignität nur herdförmig: ausgiebige histologische Untersuchung!!	Hall et al. 2000)
Malignes Mesotheliom (o.n.A.) 9050/3	Maligner Tumor der Mesothelzellen mit unterschiedlichen histologischen Bildern. Histologische Differenzierung in epitheloid, sarkomatoid, desmoplastisch und biphasisch anzustreben; bezüglich anderer Varianten und Mesothelioma in situ s. Anhang. Nur wenn bei kleinen Biopsien eine Unterteilung nicht möglich ist, soll die Diagnose malignes Mesotheliom o.n.A. gestellt werden. Differenzialdiagnostisch steht die Abgrenzung gegenüber reaktiven mesothelialen Hyperplasien, Metastasen von Adenokarzinomen, submesothelialen Sarkomen im Vordergrund, auch seltene Lungenkarzinome mit pseudomesotheliomatösem Wachstum in subpleuralen Lungenanteilen sind differenzialdiagnostisch zu erwägen, Immunhistologie und Histochemie von Bedeutung (Brockmann u. Müller 1998; Morresi-Hauf u. Wöckel 2000; Müller 1997; Travis et al. 1999)!	Überwiegend Folge einer Asbestexposition (meldepflichtiger Berufskrebs!), in etwa 10–30% jedoch keine diesbezügliche Anamnese (Battifora u. Mc Caughey 1995). Gelegentlich familiäre Häufung. Sehr selten in Zusammenhang mit vorangegangener Strahlentherapie eines Morbus Hodgkin oder Mammakarzinoms (Cavazza et al. 1996). Starkes Überwiegen des männlichen Geschlechts (3–4:1) Bevorzugtes Alter 50–70 Jahre
Sarkomatoides malignes Mesotheliom 9051/3	Mehr als 90% des Tumors zeigt spindelzelliges Wachstum ähnlich Fibrosarkom oder malignem fibrösem Histiozytom	Etwa 5–15% der malignen Pleuramesotheliome (Battifora u. Mc Caughey 1995; Schneider et al. 1998; UICC 2001b). Prognostisch ungünstigster Mesotheliomtyp

Tabelle II.3.2. Fortsetzung

Anhang

1. *Schlecht differenziertes (undifferenziertes) malignes Mesotheliom*
   Im AFIP-Atlas (Travis et al. 1999) wurde ein weiterer Mesotheliomtyp beschrieben. Er ist durch Überwiegen schlecht differenzierter Areale mit ziemlich plumpen polygonalen Zellen mit beträchtlicher Kernpolymorphie charakterisiert. Dabei finden sich umschrieben Zellen ähnlich jenen in solid strukturierten epitheloiden Mesotheliomen, manchmal auch auffallend klarzellige Areale. Diese Fälle sind nach der derzeitigen WHO-Klassifikation als schlecht differenzierte epitheloide Mesotheliome zu klassifizieren. Die früher hierfür vorgesehene eigene IDC-O-Code-Nummer 9057/3 ist in der 3. Auflage der ICD-O gestrichen

2. *Ungewöhnliche histologische Varianten des malignen Mesothelioms* (Battifora u. Mc Caughey 1995; Rosai 1996; Travis et al. 1999)
   Bei malignen Mesotheliomen können selten verschiedene besondere histologische Bilder in unterschiedlichem Ausmaß gesehen werden, wie z. B.
   - Heterologe Elemente: chondroide, osteoblastische, rhabdomyoblastische Strukturen
   - Bilder ähnlich neurogenen Sarkomen
   - Strukturen ähnlich Adenomatoidtumoren
   - Reichlich lymphohistiozytoide Infiltration
   - Myxoides Stroma
   - Deziduoide Strukturen
   - Multizystische Beschaffenheit
   - Klarzellige Areale
   - Kleinzellige Areale (Achtung vor Verwechslung mit kleinzelligem Lungenkarzinom!) (Magall u. Gibbs 1992)
   - Reichlich osteoklastische Riesenzellen

   Tumoren mit derartigen besonderen histologischen Bildern wurden z. T. auch als Mesothelvarianten bezeichnet. Allen diesen Befunden kommt aber keine prognostische Bedeutung zu, sodass diese Befunde nicht Anlass zu einer weiteren histologischen Subklassifikation geben
   Bei Patienten mit chronischem Empyem oder therapeutischem Pneumothorax wurden früher sog. maligne Mesotheliome mit Plattenepithelmetaplasie beschrieben (Hillerdahl u. Berg 1985). Dabei handelt es sich möglicherweise um primäre Lungenkarzinome mit ausgedehnter pleuraler Ausbreitung (Battifora u. Mc Caughey 1995)

3. *Mesothelioma in situ* (Battifora u. Mc Caughey 1995; Whitacker et al. 1992)
   Als Mesothelioma in situ wurden kleine, 2–8 mm große („sandkornartige") Knötchen an der Pleura beschrieben, bei denen die histologische Untersuchung eine bis mehrere Lagen mesothelialer Zellen mit eindeutigen zytologischen Malignitätskriterien ohne jede Invasion des submesothelialen Gewebes ergibt. Selbstverständlich ist Voraussetzung einer solchen Diagnose eine sehr sorgfältige histologische Untersuchung zum Ausschluss etwaiger invasiver Veränderungen. Das Mesothelioma in situ ist in der WHO-Klassifikation (Travis et al. 1999) zwar im Text erwähnt, nicht aber in der Liste der Tumortypen aufgenommen. Auch ist in der ICD-O hierfür keine Code-Nummer vorgesehen, ebenso fehlt diese Veränderung in der TNM-Klassifikation und -Stadiengruppierung. Hierfür wären Tis bzw. pTis und Stadium 0 sowie die ICD-O-Code-Nummer 9050/2 angemessen

3.4 Alphabetische Liste der Synonyme für pleuracharakteristische Tumortypen

In Tabelle II.3.3 sind im Schrifttum verwendete Synonyme für pleuracharakteristische Tumortypen aufgelistet. In eckige Klammern gesetzte Bezeichnungen sollten nicht verwendet werden.

Tabelle II.3.3. Alphabetische Liste der Synonyme für pleuracharakteristische Tumortypen

Bezeichnung	Vorzugsbezeichnung	ICD-O-Code-Nummer
Fibrosarkom, submesotheliales	Maligner lokalisierter fibröser Tumor	8815/3
Malignes Mesotheliom, diffuses	Malignes Mesotheliom o.n.A.	9050/3
–, diffuses fibröses	Sarkomatoides malignes Mesotheliom	9051/3
–, epitheliales	Epitheloides malignes Mesotheliom	9052/3
–, fibröses	Sarkomatoides malignes Mesotheliom	9051/3
–, sarkomatöses	Sarkomatoides malignes Mesotheliom	9051/3
–, spindelzelliges	Sarkomatoides malignes Mesotheliom	9051/3
[Mesotheliom o.n.A.]	–	a
[Pleurafibrom, malignes fibrohistiozytäres]	Maligner lokalisierter fibröser Tumor	8815/3
Submesotheliom, malignes	Maligner lokalisierter fibröser Tumor	8815/3
[Tumor, maligner solitärer fibröser]	Maligner lokalisierter fibröser Tumor	8815/3
[Tumor, maligner mesothelialer fibröser]	–	b

a Diese Bezeichnung sollte nicht verwendet werden, weil sie keine klare Aussage bezüglich Dignität liefert.
b Bei dieser Bezeichnung bleibt unklar, ob es sich um ein sarkomatoides malignes Mesotheliom oder um einen malignen lokalisierten fibrösen Tumor handelt.

3.5 Grading

Das Grading berücksichtigt beim sarkomatoiden Typ zytologische Kriterien, d. h. Polymorphie und Mitosereichtum.

Beim epitheloiden Mesotheliom und bei der epitheloiden Komponente des biphasischen Mesothelioms wird ein strukturelles Grading vorgenommen (Enzinger u. Weiss 1988), wobei das Ausmaß tubulärer und tubulopapillärer Differenzierung und zusätzlich ein zytologisches Grading (Polymorphie und Mitosereichtum) berücksichtigt werden.

Gut differenzierte epitheloide Mesotheliome wurden früher als tubulopapilläre epitheliale Mesotheliome den weniger differenzierten nichtdrüsigen oder soliden epithelialen Mesotheliomen gegenübergestellt (Battifora u. Mc Caughey 1995).

4 Anatomische Ausbreitung vor Therapie (TNM/pTNM)

Für maligne Pleuramesotheliome gibt es seit 1992 eine TNM-Klassifikation. Bis 31.12.2002 gilt die 5. Auflage (UICC 1997, 1999), danach die 6. Auflage (UICC 2002), die auf Vorschlägen der International Mesothelioma Interest Group (IMIG; Rusch 1996) beruht. Im folgenden werden die TNM-Klassifikationen der 5. und der 6. Auflage dargestellt, vor allem um Vergleiche zwischen früheren und späteren Publikationen zu ermöglichen.

Für lokalisierte fibröse Tumoren (benighe wie maligne) wurde von de Perrot et al. 2002 ein Stagingsystem vorgeschlagen, das noch weiterer Testung bedarf (siehe Seite 145).

Für andere maligne Tumoren der Pleura wird die anatomische Ausbreitung nach den Empfehlungen der Tumorbasisdokumentation (Dudeck et al. 1999) in 3 Kategorien beschrieben:

- lokalisiert: begrenzt auf das Ursprungsorgan;
- regionär: Metastasierung in regionäre Lymphknoten und/oder direkte kontinuierliche Ausbreitung auf die Nachbarschaft;
- Fernmetastasen (einschließlich Metastasen in nichtregionäre Lymphknoten).

4.1 TNM/pTNM-Klassifikation der UICC für maligne Pleuramesotheliome

T/pT-Klassifikation bis 31.12.2002

(p)TX: Primärtumor kann nicht beurteilt werden

(p)T0: Kein Anhalt für Primärtumor

(p)T1: Tumor begrenzt auf ipsilaterale parietale und/oder viszerale Pleura

(p)T2: Tumor infiltriert eine der folgenden Strukturen: ipsilaterale
Lunge, endothorakale Faszie, Zwerchfell, Perikard

(p)T3: Tumor infiltriert eine der folgenden Strukturen: ipsilaterale
Brustwand, Muskulatur, Rippen, mediastinale Organe oder Gewebe

(p)T4: Tumor breitet sich direkt in eine der folgenden Strukturen aus:
kontralaterale Pleura, kontralaterale Lunge, Peritoneum,
intraabdominale Organe, Gewebe des Halses

Anmerkung: In dieser Klassifikation ist das Mesothelioma in situ
(s. S. 131) nicht vorgesehen; hierfür käme (p)Tis in Frage.

T/pT-Klassifikation ab 01.01.2003

(p)TX: Primärtumor kann nicht beurteilt werden

(p)T0: Kein Anhalt für Primärtumor

(p)T1: Tumor befällt ipsilaterale parietale Pleura, mit oder ohne fokale
Beteiligung der viszeralen Pleura

(p)T1a: Tumor begrenzt auf ipsilaterale parietale (mediastinale,
diaphragmale) Pleura, keine Beteiligung der viszeralen Pleura

(p)T1b: Tumor befällt ipsilaterale parietale (mediastinale,
diaphragmale) Pleura, fokale Beteiligung der viszeralen Pleura

(p)T2: Tumor befällt die ipsilaterale Pleuraoberfläche mit wenigstens
einem der folgenden Merkmale:
- *Konfluierender Tumor der viszeralen Pleura (einschließlich Fissuren)*
- *Infiltration der Zwerchfellmuskulatur*
- *Infiltration des Lungenparenchyms*

(p)T3: Lokal fortgeschrittener, aber potenziell resektabler Tumor:
Befall der ipsilateralen Pleuraoberfläche mit wenigstens einem der
folgenden Merkmale:
- *Infiltration der endothorakalen Faszie*
- *Infiltration von mediastinalem Fettgewebe*
- *Einzelner Tumorherd mit Infiltration des Weichgewebes
  der Thoraxwand*
- *Nicht transmurale Infiltration des Perikards*

> (p)T4: **Lokal fortgeschrittener, nicht resezierbarer Tumor: Befall der ipsilateralen Pleuraoberfläche mit wenigstens einem der folgenden Merkmale:**
> - *Diffuse oder multifokale Infiltration der Weichgewebe der Thoraxwand*
> - *Infiltration der Rippe(n)*
> - *Infiltration durch das Zwerchfell in das Peritoneum*
> - *Infiltration von Mediastinalorganen*
> - *Direkte Ausbreitung in die kontralaterale Pleura*
> - *Infiltration der Wirbelsäule*
> - *Ausbreitung auf die innere Oberfläche des Perikards*
> - *Perikarderguss mit positiver Zytologie*
> - *Infiltration des Myokards*
> - *Infiltration des Plexus brachialis*

Erfordernisse für pT

Histologische Untersuchung des Primärtumors ohne makroskopisch erkennbaren Tumor an den Resektionslinien oder mikroskopische Bestätigung eines der Kriterien für pT4.

Erläuterungen

- Multiplizität wird bei diesem Tumor in der T/pT-Klassifikation nicht berücksichtigt.
- Nach neoadjuvanter Radio- und/oder Chemotherapie berücksichtigt die mit dem Präfix y versehene pT-Kategorie nicht nur vitalen Tumor, sondern auch regressiertes Tumorgewebe (Narben, fibrotische Areale, Granulationsgewebe, Schleimseen etc.). Entsprechend der 6. Auflage von TNM wird jedoch mittels ypTNM nur die „aktuelle Ausbreitung von Tumorgewebe" erfasst. Unseres Erachtens ist darunter die Ausbreitung von vitalem Tumorgewebe zu verstehen. In solchen Fällen sollte gesondert auch die Ausbreitung von regressiertem Tumorgewebe dokumentiert werden, um eine möglichst zuverlässige Schätzung der Tumorausbreitung vor Therapie zu erhalten und um Vergleiche zwischen Patienten mit und ohne neoadjuvante Therapie bezüglich des prätherapeutischen Tumorstatus zu ermöglichen.

N/pN-Klassifikation bis 31.12.2002

(p)NX: Regionäre Lymphknoten können nicht beurteilt werden

(p)N0: Keine regionären Lymphknotenmetastasen

(p)N1: Metastase(n) in ipsilateralen peribronchialen (bronchopulmonalen) und/oder ipsilateralen Hiluslymphknoten (einschließlich eines Befalls durch direkte Ausbreitung des Primärtumors)

(p)N2: Metastasen in ipsilateralen mediastinalen und/oder subkarinalen Lymphknoten

(p)N3: Metastasen in kontralateralen mediastinalen, kontralateralen Hilus-, ipsi- oder kontralateralen Skalenus- oder supraklavikulären Lymphknoten

N/pN-Klassifikation ab 01.01.2003

(p)NX, (p)N0, (p)N1: wie bisher s. oben

(p)N2: Metastasen in subkarinalen Lymphknoten[a] und/oder ipsilateralen Lymphknoten entlang der A. mammaria interna und/oder mediastinalen Lymphknoten[a]

(p)N3: Metastasen in kontralateralen mediastinalen Lymphknoten und/oder solchen entlang der kontralateralen A. mammaria interna und/oder kontralateralen Hiluslymphknoten und/oder ipsi- oder kontralateralen Skalenus- oder supraklavikulären Lymphknoten

[a] Einer N2-Situation sollte nach den Erfahrungen der Abteilung Thoraxchirurgie der Universität Freiburg auch der Befall von ipsilateralen paravertebralen Lymphknoten (in den Interkostalweichteilen in Höhe der Kostotransversalgelenke) zugerechnet werden (J. Hasse, persönliche Mitteilung).

Erfordernisse für pN

pN0: Histologische Untersuchung von 6 oder mehr regionären Lymphknoten[1]

pN1: Mikroskopische Bestätigung von Metastasen in ipsilateralen peribronchialen oder hilären Lymphknoten

---

[1] Wenn weniger als 6, aber mindestens ein regionärer Lymphknoten untersucht werden und diese(r) tumorfrei ist/sind, ist dem Befund pN0 in Klammern die Zahl untersuchter Lymphknoten zuzusetzen, um die Verlässlichkeit der pN-Klassifikation anzuzeigen, z. B. pN0 (0/2).

pN2: Mikroskopische Bestätigung von Metastasen in ipsilateralen mediastinalen oder subkarinalen Lymphknoten (ab 01.01.2003 auch in ipsilateralen Lymphknoten entlang der A. mammaria interna)

pN3: Mikroskopische Bestätigung von Metastasen in kontralateralen hilären oder mediastinalen oder (ipsi- oder kontralateralen) Skalenus- oder supraklavikulären Lymphknoten (ab 01.01.2003 auch in kontralateralen Lymphknoten entlang der A. mammaria interna)

Erläuterungen

- Wenn regionäre Lymphknoten zwar palpabel oder in bildgebenden Verfahren sichtbar sind, aber keinen klinischen Verdacht auf Metastasen erwecken, ist die klinische Kategorie N0 anzuwenden. N1 wird nur dann angewandt, wenn sich durch Härte der tastbaren Lymphknoten, deren Vergrößerung oder durch Veränderung in den bildgebenden Verfahren hinreichende klinische Evidenz für Metastasierung ergibt. Die Bezeichnung „Adenopathie" ist nicht präzise genug, um Lymphknotenmetastasen anzunehmen.
- Direkte Ausbreitung des Primärtumors in regionäre Lymphknoten gilt als regionäre Lymphknotenmetastase.
- Nachweis ausschließlich von isolierten (disseminierten) Tumorzellen in den Sinus von regionären Lymphknoten (sog. Tumorzellemboli, sog. Mikroinvasion) durch morphologische Methoden (insbesondere Immunzytochemie) oder durch molekularpathologische Methoden beeinflusst die pN-Klassifikation nicht (Hermanek et al. 1999; UICC 2001a). Die entsprechenden Befunde sollten wie folgt dokumentiert werden.
  - pN0(i–): bei morphologischer Untersuchung isolierte Tumorzellen nicht nachweisbar
  - pN0(i+): bei morphologischer Untersuchung isolierte Tumorzellen nachweisbar
  - pN0(mol–): negativer Befund bei molekularpathologischer Untersuchung
  - pN0(mol+): positiver Befund bei molekularpathologischer Untersuchung
- Ausschließliches Vorkommen von Mikrometastasen, d. h. Metastasen mit einer größten Ausdehnung von 2 mm oder weniger, wird durch den Zusatz von „(mi)" gekennzeichnet: pN1(mi)
- Nach neoadjuvanter Radio- und/oder Chemotherapie berücksichtigt die mit dem Präfix y versehene pN-Kategorie nicht nur vitalen Tumor, son-

dern auch regressiertes Tumorgewebe (Narben, fibrotische Areale, Granulationsgewebe, Schleimseen etc). Entsprechend der 6. Auflage von TNM wird jedoch mittels ypTNM nur die „aktuelle Ausbreitung von Tumorgewebe" erfasst. Unseres Erachtens ist darunter die Ausbreitung von vitalem Tumorgewebe zu verstehen. In solchen Fällen sollte gesondert auch das Vorkommen von Narben, fibrotischen Arealen, Granulationsgewebe, Schleimseen etc. in Lymphknoten dokumentiert werden, um eine möglichst zuverlässige Schätzung der Tumorausbreitung vor Therapie zu erhalten und um Vergleiche zwischen Patienten mit und ohne neoadjuvante Therapie bezüglich des prätherapeutischen Tumorstatus zu ermöglichen.

M/pM-Klassifikation

(p)MX: Fernmetastasen können nicht beurteilt werden

(p)M0: Keine Fernmetastasen

(p)M1: Fernmetastasen

Erfordernisse für pM

pM1: Mikroskopischer (histologischer oder zytologischer Nachweis von Fernmetastasen)

Erläuterungen

- Nachweis isolierter (disseminierter, zirkulierender) Tumorzellen in Knochenmarkbiopsien beeinflusst die M/pM-Klassifikation nicht. Jedoch sollten die entsprechenden Befunde wie folgt dokumentiert werden (Hermanek et al. 1999; UICC 2001a):
  - M0(i–): bei morphologischer Untersuchung isolierte Tumorzellen nicht nachweisbar
  - M0(i+): bei morphologischer Untersuchung isolierte Tumorzellen nachweisbar
  - M0(mol–): negativer Befund bei molekularpathologischer Untersuchung
  - M0(mol+): positiver Befund bei molekularpathologischer Untersuchung

Erfolgen entsprechende Untersuchungen an anderen Fernorganen oder Blut, wird dies zusätzlich angegeben, z. B. M0(i+, Leber) oder M0 (mol–, Blut)
- Positive Zytologie im Aszites oder in Peritonealspülflüssigkeit bei makroskopisch und – sofern untersucht – mikroskopisch tumorfreiem Peritoneum wird als M1(cy+) klassifiziert
- Lymphgefäßinvasion in einem Fernorgan (z. B. in der Lunge) wird als pM1 klassifiziert.

Schema zur TNM/pTNM-Klassifikation

		T	pT
Primärtumor	Primärtumor kann nicht beurteilt werden	o TX	o pTX
	Kein Anhalt für Primärtumor	o T0	o pT0
Gültig bis 31.12.2002	Tumor begrenzt auf ipsilaterale parietale und/oder viszerale Pleura	o T1	o pT1
	Tumor infiltriert ipsilaterale Lunge, endothorakale Faszie, Zwerchfell und/oder Perikard	o T2	o pT2
	Tumor infiltriert ipsilaterale Brustwandmuskulatur, Rippen und/oder mediastinale Organe oder Gewebe	o T3	o pT3
	Tumor breitet sich direkt in kontralaterale Pleura, kontralaterale Lunge, Peritoneum, intraabdominale Organe und/oder Gewebe des Halses aus	o T4	o pT4
Gültig ab 01.01.2003	Tumor befällt ipsilaterale parietale (mediastinale, diaphragmale) Pleura, mit oder ohne fokale Beteiligung der viszeralen Pleura	o T1	o pT1
	Keine Beteiligung der viszeralen Pleura	o T1a	o pT1a
	Fokale Beteiligung der viszeralen Pleura	o T1b	o pT1b
	Tumor befällt ipsilaterale Pleura mit wenigstens einem der folgenden Merkmale: Konfluierender Tumor der viszeralen Pleura (einschließlich Fissuren)	o T2	o pT2

	Infiltration der Zwerchfellmuskulatur		
	Infiltration des Lungenparenchyms		
	Lokal fortgeschrittener, aber potenziell resektabler Tumor: Tumor befällt ipsilaterale Pleura mit wenigstens einem der folgenden Merkmale:	o T3	OpT3
	Infiltration der endothorakalen Faszie		
	Infiltration von mediastinalem Fettgewebe		
	Einzelner Tumorherd mit Infiltration des Weichgewebes der Thoraxwand		
	Nichttransmurale Infiltration des Perikards		
	Lokal fortgeschrittener, nicht resezierbarer Tumor: Tumor befällt ipsilaterale Pleura mit wenigstens einem der folgenden Merkmale:	o T4	o pT4
	Diffuse oder multifokale Infiltration der Weichgewebe der Thoraxwand		
	Infiltration der Rippe(n)		
	Infiltration durch das Zwerchfell in das Peritoneum		
	Infiltration anderer Mediastinalorgane		
	Direkte Ausbreitung in die kontralaterale Pleura		
	Infiltration der Wirbelsäule		
	Ausbreitung auf die innere Oberfläche des Perikards		
	Perikarderguss mit positiver Zytologie		
	Infiltration des Myokards		
	Infiltration des Plexus brachialis		
Regionäre Lymphknoten	Regionäre Lymphknoten können nicht beurteilt werden	o NX	o pNX
	Keine regionären Lymphknotenmetastasen	o N0	o pN0
	Metastase(n) in ipsilateralen peribronchialen (bronchopulmonalen) und/oder ipsilateralen Hiluslymphknoten (einschließlich eines Befalls durch direkte Ausbreitung des Primärtumors)	o N1	o pN1

		Metastase(n) in subkarinalen und/oder ipsilateralen mediastinalen Lymphknoten (ab 01.01.2003 auch in ipsilateralen Lymphknoten entlang der A. mammaria interna)	o N2	o pN2
		Metastase(n) in kontralateralen mediastinalen, kontralateralen Hilus-, ipsi- oder kontralateralen Skalenus- oder supraklavikulären Lymphknoten (ab 01.01.2003 auch in kontralateralen Lymphknoten entlang der A. mammaria interna)	o N3	o pN3
Fern-	Vorliegen von Fernmetastasen kann			
metastasen	nicht beurteilt werden		o MX	o pMX
	Keine Fernmetastasen		o M0	o pM0
	Fernmetastasen		o M1	o pM1

```
TNM:   T_____  N_____  M_____
pTNM:  pT_____  pN_____  pM_____
```

4.2 Klinische Stadiengruppierung

Klinische Stadiengruppierung bis 31.12.2002

	M0				M1
	N0	N1	N2	N3	
T1	St. I	St. II	St. III	St. IV	
T2					
T3					
T4					

Klinische Stadiengruppierung ab 01.01.2003

	M0				M1
	N0	N1	N2	N3	
T1a	St. IA				
T1b	St. IB		St. III		
T2	St. II			St. IV	
T3					
T4					

Erläuterungen

- Wenn T0 *oder* TX
  - Sofern M1 oder N3: Stadium IV
  - Sonst: Stadium unbestimmt
- Wenn NX
  - Sofern M1 oder T4: Stadium IV
  - Sonst: Stadium unbestimmt
- Wenn MX
  - Sofern N3 oder T4: Stadium IV
  - Sonst: Stadium Stadium unbestimmt

4.3 Definitive Stadiengruppierung

Für die definitive Stadiengruppierung sind bezüglich Primärtumor und regionärer Lymphknoten pT und pN maßgebend. Nur wenn pTX bzw. pNX vorliegt, wird die klinische T- bzw. N-Kategorie für die definitive Stadiengruppierung herangezogen.

Bei Unterschieden zwischen der klinisch festgestellten M-Kategorie und der pathologischen pM-Kategorie ist im Einzelfall jeweils unter Berücksichtigung der Gesamtsituation festzulegen, welche Kategorie für die Gesamtbeurteilung (Gesamt-M) bei der Stadiengruppierung maßgeblich ist.

Definitive Stadiengruppierung bis 31.12.2002

	Gesamt-M0				Gesamt-M1
	pN0	pN1	pN2	pN3	
pT1	St. I	St. II	St. III	St. IV	
pT2	St. I	St. II	St. III	St. IV	
pT3			St. III	St. IV	
pT4			St. III	St. IV	

Definitive Stadiengruppierung ab 01.01.2003

	Gesamt-M0				Gesamt-M1
	pN0	pN1	pN2	pN3	
pT1a	St. IA	St. III			St. IV
pT1b	St. IB	St. III			St. IV
pT2	St. II	St. III			St. IV
pT3	St. III	St. III			St. IV
pT4	St. IV	St. III			St. IV

Erläuterungen

- Wenn pTX und TX *oder* pTX und T0 *oder* pT0
  - Sofern Gesamt-M1 oder pN3: Stadium IV
  - Sonst: Stadium unbestimmt
- Wenn pNX und NX
  - Sofern Gesamt-M1 oder pT4: Stadium IV
  - Sonst: Stadium unbestimmt
- Wenn Gesamt-MX
  - Sofern pN3 oder pT4: Stadium IV
  - Sonst: Stadium unbestimmt

Anmerkung: Für das in der TNM-Klassifikation derzeit nicht vorgesehene Mesothelioma in situ (s. S. 131) würde ein Stadium 0 zutreffen.

4.4 C-Faktor

Die klinische TNM-Klassifikation ist je nach angewandten Untersuchungsmethoden unterschiedlich verlässlich. Dies kann durch Angabe des C-(Certainty-)Faktors dokumentiert werden. Die pTNM-Klassifikation entspricht stets C4.

- Primärtumor
    - C1: Klinische Untersuchung, Standardröntgenaufnahmen (Thorax)
    - C2: Thorakoskopie, CT, MRT, Pleurabiopsie
    - C3: Chirurgische Exploration (Thorakotomie) mit Biopsie
- Regionäre Lymphknoten
    - C1: Klinische Untersuchung, Standardröntgenaufnahmen (Thorax)
    - C2: Konventionelle Schichtung Lunge, CT, MRT; Mediastinoskopie, Ösophaguskontrastbreipassage, Angiographie
    - C3: Chirurgische Exploration (Thorakotomie, Mediastinotomie) mit Biopsie
- Fernmetastasen
    - C1: Klinische Untersuchung, Standardröntgenaufnahmen
    - C2: Sonstige Röntgenuntersuchungen, Sonographie, CT, MRT, Szintigraphie, Thorakoskopie, Laparoskopie
    - C3: Chirurgische Exploration mit Biopsie

4.5 Stagingsystem für lokalisierte fibröse Tumoren der Pleura
(nach de Perrot et al. 2002)

In diesem Stagingsystem werden 5 Stadien unterschieden, wobei für benigne Tumoren Stadium 0 und I, für maligne Tumoren die Stadien II bis IV in Frage kommen (Tab. II.4.1).

Tabelle II.4.1. Stadiengruppierung für lokalisierte fibröse Tumoren der Pleura (de Perrot et al. 2002).

Stadium	Histolog. Zeichen der Malignität	Definition
0	nein	solitärer Tumor, gestielt
I	nein	solitärer Tumor, sessil oder „inverted"
II	ja	solitärer Tumor, gestielt
III	ja	solitärer Tumor, sessil oder „inverted"
IV	Ja	multiple metastatische Tumoren

5 Tumorausbreitung nach Therapie: Residualtumor- (R-) Klassifikation
(Hermanek u. Wittekind 1994; UICC 1997, 1999, 2001a, 2002)

- Jede pathologische Untersuchung exzidierter Tumoren hat Aussagen zur Beschaffenheit der Resektionsränder zu liefern. Zur Identifikation der tatsächlichen Resektionsränder in den histologischen Schnitten empfiehlt sich Markierung der Resektionsränder durch Tusche, Silbernitratlösung oder Tipp-Ex. R1 wird diagnostiziert, wenn sich Tumorgewebe direkt am Resektionsrand befindet.
- Nach den Regeln der UICC wird R1 nur diagnostiziert, wenn histologisch Tumor direkt an der Resektionslinie gefunden wird (Schnitt durch Tumorgewebe) (UICC 2001a). Es empfiehlt sich aber bei R0-Fällen, bei denen der Tumor nur 1 mm oder weniger von der Resektionslinie entfernt ist, diesen Befund zu dokumentieren (Tumor „nahe an Resektionsrand").
- Werden für die R-Klassifikation spezielle Methoden verwendet, z. B. zusätzliche Imprintzytologie der Resektionsränder, soll dies gesondert dokumentiert werden.
- Der Nachweis isolierter disseminierter Tumorzellen in regionären Lymphknoten, Knochenmarkbiopsien, anderen Fernorganen oder Blut beeinflusst die R-Klassifikation nicht. Entsprechende morphologische (z. B. zytologische oder immunhistochemische) Befunde werden durch den Zusatz „(i−)" oder „(i+)", molekularpathologische Befunde durch den Zusatz von „(mol−)" oder „(mol+), dokumentiert, z. B. R0(i+) oder R0(mol−) (Hermanek et al. 1999; UICC 2001a).

6 Stadieneinteilung kombiniert mit R-Klassifikation
(nach Sugarbaker et al. 1999)

Für die Schätzung der Prognose nach extrapleuraler Pleuro-Pneumonektomie mit anschließender Chemoradiotherapie ist ein Stagingsystem gut geeignet, das anatomische Ausbreitung vor Therapie mit der Residualtumor-Klassifikation kombiniert. Die aktuellen Definitionen des von Sugarbaker et al. 1999 angegebenen Systems zeigt Tabelle II.6.1.

Tabelle II.6.1. Stadieneinteilung des malignen Pleuramesothelioms kombiniert mit der R-Klassifikation. (Sugarbaker et al. 1999)

Stadium	Definition	Mediane Überlebenszeit (Monate)
I	Tumor, begrenzt auf ipsilaterale Pleura, Lunge, Perikard, Zwerchfell; evtl. fokaler Brustwandbefall; kein Lymphknotenbefall; Resektionslinien tumorfrei	25
II	wie Stadium I, jedoch tumorbefallene Resektionslinien oder intrapleurale Lymphknotenmetastasen (Metastasen in von Pleura umhüllten Lymphknoten)	29
III	Lokale Ausbreitung in Brustwand, Mediastinum und/oder durch Zwerchfell in Peritoneum *oder* extrapleuraler Lymphknotenbefall	16
IV	Fernmetastasen	–

7 Klinische Anwendung: Algorithmen zu Diagnose und Therapie

7.1 Diagnostik des malignen Pleuramesothelioms

Unter den primären malignen Pleuratumoren kommt dem malignen Pleuramesotheliom epidemiologisch und damit auch klinisch die überragende Bedeutung zu. Das klinische Bild ist abhängig vom Zeitpunkt der Vorstellung bzw. der Dauer der Verschleppung. Im Frühstadium liegen in 73% der Fälle Pleuraerguss und als dessen Folge Dyspnoe vor (Neumann et al. 2001). Bei Fehlen klinischer Anzeichen für eine infektiöse Ursache und meist negativen Entzündungsparametern muss eine sehr eingehende Berufsanamnese erhoben und nach möglicher Asbestexposition gefragt werden. Wegen langer Latenzzeiten muss weit in die Vergangenheit recherchiert werden (Sohrab u. Konietzko 2002).

Auch die Möglichkeit der Sekundärexposition (Ehefrau reinigt Berufskleidung des asbestexponierten Ehemannes) muss bedacht werden (Bystander-Phänomen). Bei der weiteren Diagnostik gilt es, der hypothetischen Diagnose Mesotheliom Rechnung zu tragen und multiple Punktionen und damit Inokulationen der Thoraxwandweichteile zu vermeiden.

Basisdiagnostik des malignen Pleuramesothelioms

Notwendig:

- Anamnese, spez. Berufslehre, Berufsanamnese
- Klinische Untersuchung und physikalischer Befund
- Basislaboruntersuchungen
- Thoraxröntgenaufnahmen p.a. und seitlich
- Sonographie des Pleuraergusses

- Lungenfunktionsprüfung (Spirometrie, Bodyplethysmographie)
- Ergusspunktion/-drainage
- Computertomographie
- Pleurabiopsie

Die qualitative Diagnose „malignes Pleuramesotheliom" wird oft trotz mehrfacher Ergussuntersuchungen nicht gestellt. Immunzytochemische Verfahren können die Ausbeute richtig positiver Befunde erhöhen. Die Computertomographie ist bei Verdacht auf Pleuramesotheliom Bestandteil der Basisdiagnostik. Lässt der Zustand eines Patienten Überlegungen zu eventueller Therapie zu, wird eine Diagnostik zur Stadienbestimmung notwendig.

Weiterführende Diagnostik bei malignem Pleuramesotheliom

- Thorakoskopie (einlumig)
- Mediastinoskopie bei vergrößerten Lymphknoten
- Perfusionsszintigraphie (nach Ergussentleerung)

In Einzelfall nützlich:

- Magnetresonanztomographie
- Laparoskopie (Ausschluss peritonealer Beteiligung)
- 18 FDG PET

Bei der Durchführung von Pleurabiopsien müssen wegen der hohen Inzidenz von Impfmetastasen der Ort der Biopsie und Drainage unter dem Aspekt eventueller späterer Resektion gewählt und Mehrfachinzisionen vermieden werden (Manegold et al. 1997). Die Mediastinoskopie erlaubt lediglich eine bioptische Prüfung der paratrachealen und links paraaortalen Lymphknoten. Mit der Positronenemissionstomographie (18 FDG PET) (Sterman et al. 1999; Caretta et al. 2000) können die retrosternalen, paravertebralen und paraösophagealen Stationen evtl. beurteilt werden. Darüber hinaus besteht die Möglichkeit, dass Fernmetastasen abgebildet werden. Die Perfusionsszintigraphie erlaubt eine Aussage über den bereits eingetretenen Funktionsverlust der gefesselten Lunge. Werte unter 25% begünstigen die Entscheidung für eine sog. Radikaloperation.

7.2 Therapie des malignen Pleuramesothelioms

Die besondere Problematik der Behandlung (Abb. II.7.1, II.7.2) ergibt sich aus der Makromorphologie, die eine lokale, d. h. chirurgische oder strahlentherapeutische Maßnahme sehr erschwert. Die klassischen Beurteilungskriterien eines R0-Befundes am Schluss der histopathologischen Untersuchung lassen sich kaum anwenden, denn die Grenze zwischen Tumorschwarte und Brustwand ist gewissermaßen eine virtuelle. Ein Sicherheitsabstand lässt sich an diesem Flächentumor nicht einhalten. Er ist zwangsläufig inexistent. Eine lokale Behandlung kann dennoch für die Stadien I, IA, IB, II und III angeboten werden. Das Stadium III, gekennzeichnet durch Metastasen in Lymphknoten des ipsilateralen Mediastinums/Thorax, lässt sich nicht in allen Fällen präoperativ definieren, sondern ergibt sich oft erst aus intraoperativen Befunden oder der histopathologischen Analyse.

Als chirurgische Maßnahmen sind die Tumorpleurektomie ohne Lungen- oder mit Lungenteilresektion und die En-bloc-Pleuropneumonektomie mit Zwerchfell und Perikard möglich (Da Valle et al. 1994). Hinzu kom-

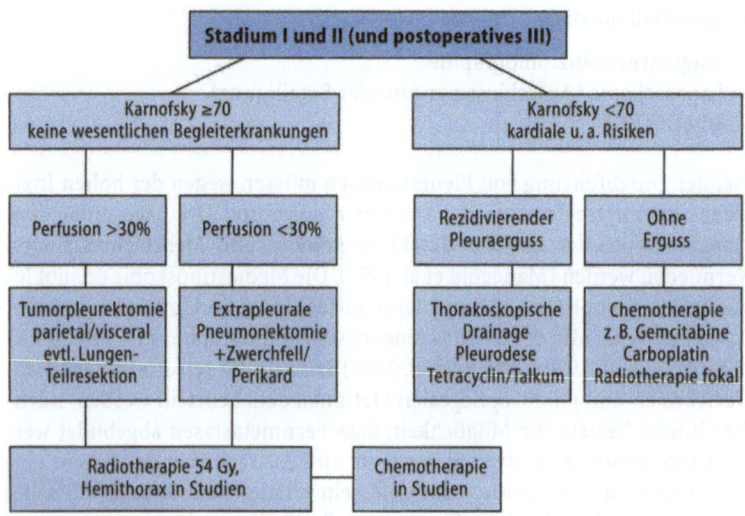

Abb. II.7.1. Mögliche Behandlungskonzepte bei malignem diffusen Pleuramesotheliom in den Stadien I, II (und III)

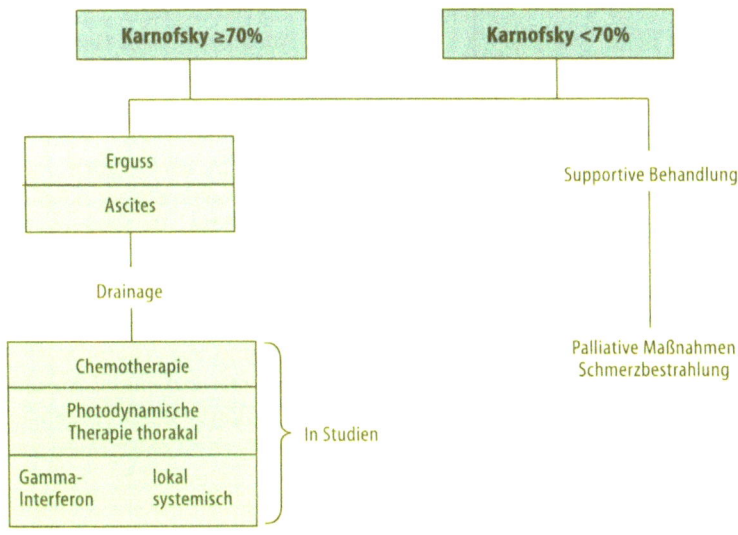

Abb. II.7.2. Behandlung bei Pleuramesotheliom Stadien III und IV

men palliative Resektionen von thorakalen Weichteiltumoren, meist Impftumoren nach Punktionen/Drainagen. Eine chirurgische Standardtherapie ist nicht etabliert.

Nach heutigem Erfahrungsstand werden die längsten Überlebenszeiten nach Erkrankung an einem Pleuramesotheliom mit trimodalen Behandlungskonzepten erreicht (Rusch u. Venkatraman 1999; Sugarbaker u. Norberto 1998; Maggi et al. 2001). Im Rahmen von Studienprotokollen (Memorial Sloan-Kettering, Dana-Farber Cancer Institute, San Giovanni Battista, Turin) beginnt die Therapie mit der möglichst vollständigen operativen Tumorresektion. Das Ausmaß der Resektion wird durch die Tumorausbreitung bestimmt. In Fällen, in denen die gesamte Lunge von einer markigen Pleuraschwarte umkapselt ist, die gewöhnlich das Perikard und das Zwerchfell einschließt, ist eine En-bloc-Resektion möglich. Dabei wird das Zwerchfell unter Belassung des Peritoneums als kaudale Begrenzung des Präparates, das Perikard als mediastinale Begrenzung zusammen mit der eingeschlossenen Lunge reseziert. Ein weiteres Operationsdetail ist die Exzision von Narben nach prätherapeutischer Thorakoskopie oder Thorakozentese. Beide, Diaphragma und Perikard, werden prothetisch ersetzt. Die perioperative Letalität liegt zwischen 0% (Hasse 1998, 25 Fälle), 6% (Maggi 2001, 23 Fälle) und 5% (Rusch u. Venkatraman 1999, 115 Fälle) bzw. 11% (Rusch et al. 2001, 62 Fälle).

Bei Mesotheliomformen, welche die Pleura parietalis noch nicht schwartig umgewandelt haben, ist die En-bloc-Resektion nicht möglich. Hier wird die Tumorpleurektomie parietal empfohlen, die viszerale Tumorabtragung unter Erhaltung der Lunge vorgenommen.

Die postoperative Strahlentherapie zielt auf zusätzliche Behandlung kritischer Tumorregionen ab. Hierzu zählen der Sinus phrenicocostalis, metastatisch befallene Lymphknotenregionen und die Thoraxinzision selbst. Für die systemische Behandlung werden unter anderem Doxorubicin, Cyclophosphamid, Cisplatin oder Paclitaxel/Carboplatin verwendet. Die Strahlentherapie wird mit Linearbeschleunigern in einer Dosierung von 30–55 Gy, u. U. mit Boost-Erhöhung auf 60 Gy angewendet.

Nach multimodaler Therapie resultieren 5-Jahres-Überlebensraten in der Größenordnung von 8–20%. Das mediane Überleben wird mit 10 Monaten für Stadium III, 19 Monaten für Stadium II und 30 Monaten für Stadium I angegeben (Rusch u. Venkatraman 1999).

Chemotherapie

Nahezu alle geläufigen Substanzen sind im Rahmen von Studien oder individuellen Therapien zur Anwendung gekommen, adjuvant, neoadjuvant oder allein.

Die Remissionsraten sind unterschiedlich. Die Kombination von Gemzitabine und Cisplatin oder Carboplatin erschien bisher als wirksamste Möglichkeit mit 48% Ansprechrate (Kindler u. van Meerbeeck 2000, 2002).

In einem neuen therapeutischen Ansatz haben Hughes et al. (2002) in einer Phase-I-Studie Carboplatin mit dem Folat-Antimetaboliten Pemetrexed kombiniert, welcher die Thymidylat-Synthase inhibiert. Es wurde ein medianes progressionsfreies Überleben von 305 Tagen und eine mediane Gesamtüberlebenszeit von 451 Tagen erreicht. Das Therapieprinzip wurde in einer Phase-III-Studie an 430 eingeschlossenen Patienten positiv evaluiert (Fizazi et al. 2002; Vogelzang et al. 2002).

Immuntherapie

Mit hohen Konzentrationen von geeigneten proinflammatorischen Zytokinen kann es gelingen, die Immunresistenz von Mesotheliomzellen zu überwinden. Systemische Anwendung von Interleukin (IL)-2, Interferon (IFN)-γ hat in wenigen Fällen Remissionen bewirkt.

Intrapleurale Therapie

Wirksamer scheint die intrapleurale Applikation von IL-2 zu sein mit 54% Ansprechrate und 41% 3-Jahres-Überleben bei sog. Respondern (Astoul 1998).

Radiotherapie

Bestrahlungen werden gegen schmerzhafte Brustwandinfiltration wie auch adjuvant nach Resektionen in entsprechend unterschiedlichster Ausdehnung und Dosis durchgeführt. Häufigste Indikation ist außerhalb von Studien die Bestrahlung von Resttumor und Inzisionen nach Chirurgie zur Prophylaxe oder Therapie von Impfmetastasen. „Hochdosis" Radiotherapie einschließlich IORT (intraoperative Radiotherapie) wird im Rahmen einer Phase-II-Studie am Memorial Sloan-Kettering Cancer Center eingesetzt (Rusch et al. 2001).

Photodynamische Therapie
(Sterman et al. 1999; Hahn et al. 2001)

Durch Photosensitizer (Photonefrin) auf spezielle Laserlichtqualität (630 nm) empfindlich gewordene Flächentumoren können lokal mit allerdings beschränkter Eindringtiefe zerstört werden. Photodynamische Therapie wäre als intraoperative adjuvante Maßnahme attraktiv, ihr Nachteil ist mehrtägige Lichtempfindlichkeit der Haut und infolgedessen erschwerte postoperative Überwachung und Behandlung.

Intrapleurale Therapien

Neben der bekannten, gegen die rezidivierende Ergussbildung gerichteten Pleurodesetherapie mit Tetracyclin oder Talkum sind andere Konzepte, nicht nur palliativ intendierte Studien, zur Anwendung gekommen. Mit wöchentlichen Infusionen aktivierter Makrophagen, die in vitro aus Monozytenkulturen gewonnen werden, und Gamma-Interferon-Infusionen über 8 Wochen wurden bei Patienten in Stadien IA–IIA mediane Überlebenszeiten von 29 Monaten erzielt (Monnet 2002).

7.3 Diagnostik des malignen lokalisierten fibrösen Pleuratumors

Die an Größe sehr unterschiedlichen Tumoren treten breitbasig fixiert oder gestielt auf, in gestielter Form meist der Pleura visceralis anhängend. Die Malignität kann u. U. erst nach Resektion bewiesen werden. Ergussbildung, gewöhnlich ohne Nachweis von Tumorzellen, ist möglich. Selten: Tumorbasis an Zwerchfell oder perikardialer Pleura (Magdeleinat et al. 2002).

Basisdiagnostik

- Computertomographie des Thorax
- Durchleuchtung
- Ggf. Erguss-Punktion

Sessile Tumoren haben ihre Basis an der parietalen Pleura und können in Ausnahmefällen auch in die Interkostalmuskulatur infiltrieren. Unter Durchleuchtung lässt sich atemabhängige Beweglichkeit gegenüber der Brustwand beurteilen. Es wurden auch Tumoren beobachtet, die breitbasig von der *viszeralen* Pleura ausgehen und in das Parenchym der Lunge vorwachsen („inverted growth", de Perrot et al. 2002).

Weiterführende Diagnostik bei malignem lokalisierten fibrösen Pleuratumor

- Thorakoskopie
- Evtl. Stanzbiopsie

Bei gut gekapseltem, gestieltem Tumor keine Biopsie.

7.4 Therapie des malignen lokalisierten fibrösen Pleuratumors

Die therapeutische Strategie (Abb. II.7.3) ist auf vollständige Exstirpation ausgerichtet. Bei gestielten Tumoren: Mitnahme von ca. 2 cm Parenchymsaum um den Stiel. Bei brustwandständigen breitbasigen Tumoren ist größtmöglicher Sicherheitsabstand einzuhalten. Nach vollständiger Resektion, die am sichersten im Falle der gestielten Tumoren gewährleistet ist, sind adjuvante Therapien nicht erforderlich, wohl aber lang dauernde Nachsorge (Magdeleinat et al. 2002).

Rezidive werden am häufigsten (63%: de Perrot et al. 2002) bei den breitbasig brustwandständigen Pleuratumoren gesehen gegenüber nur 14% bei malignen gestielten Tumoren.

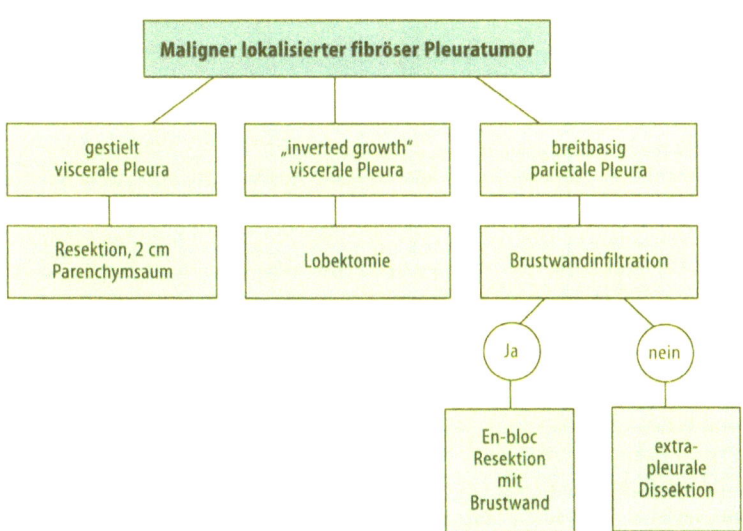

Adjuvante Therapien: Keine Standard-Empfehlungen

Abb. II.7.3. Therapie bei malignem lokalisiertem fibrösem Pleuratumor

8 Prognosefaktoren
(Battifora u. Mc Caughey 1995, Rosai 1996, UICC 2001b)

8.1 Malignes Mesotheliom

Insgesamt ist die Prognose der Patienten mit malignem Pleuramesotheliom sehr ungünstig, mediane Überlebenszeiten von 8–20 Monaten und 3-Jahres-Überlebensraten bis maximal 15–30% werden angegeben. Im SEER-Programm (Mack 1995) betrugen die relativen 5-Jahres-Überlebensraten bei 1.023 männlichen Patienten 5,4% und bei 296 weiblichen Patientinnen 13,9%.

Die wichtigsten gesicherten Prognosefaktoren sind – wie bei vielen anderen soliden Tumoren – die anatomische Ausbreitung vor Therapie und der Residualtumorstatus nach Therapie. Während im SEER-Programm die relativen 5-Jahres-Überlebensraten für lokalisierte Tumoren bei Männern 12,6, bei Frauen 45,1% waren, sanken die entsprechenden Werte bei regionärer Erkrankung auf 4,6 bzw. 8,1% und bei Fernmetastasierung auf 3,4 bzw. 6,3% ab. Für das Rusch-Stadium I (entsprechend UICC-Stadium I, 6. Aufl. 2002) wurden mediane Überlebenszeiten von 30 Monaten berichtet, für das Stadium II betrugen sie 19 Monate, für das Stadium III 10 Monate und für das Stadium IV 8 Monate (Rusch u. Venkatramen 1996). Bezüglich Ergebnissen multimodaler Behandlung und Ansprechraten gegenüber Chemotherapie wird auf entsprechende Literaturzusammenstellungen bei Becker et al. 2002 sowie Seite 151 verwiesen.

Als weitere unabhängige Prognosefaktoren sind zu nennen:

- Histologischer Typ: Die Prognose ist beim epitheloiden Mesotheliom am günstigsten, ungünstiger beim biphasischen Typ und am ungünstigsten beim sarkomatoiden und desmoplastischen Mesotheliom. Für die besonderen histologischen Varianten ergeben sich keine weiteren prognostischen Unterschiede.

- Performancestatus (einschließlich Gewichtsverlust).
- Symptomendauer: Bei längerer Symptomendauer ist bei diesem Tumor die Prognose günstiger.
- Tumorvolumen, durch CT dreidimensional bestimmt: günstigere Prognose, wenn vor Resektion ≤100 ml und nach Resektion ≤9 ml (Pass et al. 1998).
- Hyaluronangehalt in Pleuraerguss (ungünstiger Verlauf bei hohem Gehalt, insbesondere >225 mg/l) (Thylén et al. 2001).

Bezüglich der prognostischen Bedeutung einer Thrombozytose liegen kontroverse Ergebnisse vor.

Bisher sind biologische oder molekulare Marker von prognostischer Bedeutung nicht bekannt.

8.2 Maligner lokalisierter fibröser Tumor

Die Prognose nach Resektion ist mit 45% Heilungen günstiger als beim Mesotheliom (England et al. 1989).

9 Klinische Information für die histopathologische Untersuchung

Bei Untersuchungen von Biopsien oder für die zytologische Untersuchung entnommenen Flüssigkeiten sollte der Pathologe stets über den makroskopischen Befund orientiert werden. Angaben zur Anamnese (Dauer der Symptome, Asbestanamnese) sind wünschenswert.

10 Dokumentation

10.1 Minimaldokumentation

Entsprechend der Tumorbasisdokumentation (Dudeck et al. 1999) sind zur Tumorklassifikation zu dokumentieren:

1. Lokalisation des Primärtumors (einschließlich Seitenlokalisation)
2. Histologischer Tumortyp einschließlich Angaben über etwaige Bestätigung der Tumorhistologie durch andere Institutionen
3. Histopathologisches Grading
4. Anatomische Ausbreitung vor Therapie
   - Klinischer TNM-Befund
   - Pathologischer TNM-Befund (pTNM)
   - Definitives M (Gesamt-M)[1]
   - Definitives Stadium
5. Weitere Angaben zu regionären Lymphknoten
   - Zahl untersuchter regionärer Lymphknoten
   - Zahl befallener regionärer Lymphknoten
6. Weitere Angaben zu Fernmetastasen:
   - Lokalisation
7. Anatomische Ausbreitung nach Therapie:
   - Residualtumor- (R-)Klassifikation
   - Lokalisation des Residualtumors

Zusätzlich sollte die Sicherheit der Mesotheliomdiagnose entsprechend dem Vorschlag des Europäischen Mesotheliom-Panels (Manegold et al. 1997) dokumentiert werden.

---

[1] Bei Unterschieden zwischen der klinisch festgestellten M-Kategorie und der pathologischen pM-Kategorie ist jeweils im Einzelfall unter Berücksichtigung der klinischen Gesamtsituation festzuhalten, welche Kategorie für die Gesamtbeurteilung gilt und bei der definitiven Stadiengruppierung maßgeblich ist.

Bezüglich „European Thoracic Surgery Minimum Dataset" s. Abschnitt Lunge, S. 111.

10.2 Erweiterte Dokumentation

Die in der Organspezifischen Tumordokumentation (Wagner et al. 2002) zusätzlich zur Minimaldokumentation abgefragten Items sowie sonstige wünschenswerte Fragen sind – soweit sie die Tumorklassifikation betreffen – in Tabelle II.10.1 aufgelistet.

Tabelle II.10.1. Weitere Sachverhalte zur Tumorklassifikation bei erweiterter Tumordokumentation

Makroskopische Befunde	Makroskopischer Tumortyp
	Entfernung in toto oder in Teilen
	Örtliche Tumorzelldissemination (Einriss im/Schnitt durch Tumor)
	Minimale Entfernung des Tumors zu den Resektionsrändern (welchem? in mm)
Histomorphologie	Vorkommen besonderer histologischer Strukturen (Prozentsatz)
	Einzelangaben zum Grading: zytologisches Grading, bei epitheloidem und biphasischem Mesotheliom strukturelles Grading
	Histologisch gemessene minimale Entfernung des Tumors von den Resektionsrändern (welchem? in mm)
Tumorausbreitung	Lokalisation und Größe befallener Lymphknoten
	Extrakapsuläre Ausbreitung bei Lymphknotenmetastasen
	Fakultative Angaben zu pN0 und pM0: isolierte Tumorzellen morphologisch/nicht morphologisch nachweisbar?
	Fakultative Angaben zu pN1 und pM1: nur Mikrometastasen?
	Lymphgefäßinvasion: L0, nein; L1, ja; intra-, extratumoral?
	Veneninvasion: V0, nein, V1, nur mikroskopisch, V2, makroskopisch
	Stadieneinteilung kombiniert mit R-Klassifikation nach Sugarbaker et al.
Begleitende Läsionen	Asbestnachweis: Asbestkörper in der Lunge (Histologie, Zytologie), in Mesothelgewebe, Lungenstaubanalyse
	Asbestassoziierte nichtmaligne Pleuraveränderungen: hyaline Pleuraplaques, diffuse Pleurafibrose (Müller u. Krisman 1996)
	Lungenasbestose: wenn ja, Schweregrad (Müller u. Krisman 1996)

Literatur

Astoul P, Picat-Joossen D, Viallat JR et al. (1998) Intrapleural administration of interleukin-2 for the treatment of patients with malignant pleural mesothelioma: a phase II study. Cancer 83:2099–2104
Battifora H, McCaughey WTE (1995) Tumors of the serosal membranes. Atlas of tumor pathology, 3rd series, fasc 15. AFIP, Washington, DC
Becker HD, Hohenberger W, Junginger T, Schlag PM (2002) Chirurgische Onkologie. Thieme, Stuttgart New York, S 189–197
Brockmann M, Müller K-M (1998) Pathologische Anatomie der primären und sekundären Pleuratumoren. In: Drings P, Vogt-Moykopf I (Hrsg) Thoraxtumoren. Diagnostik – Staging – Gegenwärtiges Therapiekonzept, 2. Aufl. Springer, Berlin Heidelberg New York, S 427–444
Caretta A, Landoni C, Melloni G et al. (2000) 18-FDG positron emission tomography in the evaluation of malignant pleural diseases – a pilot study. Eur J Cardiothorac Surg 17:377–383
Cavazza A, Travis LB, Travis WD et al. (1996) Post-irradiation malignant mesothelioma. Cancer 77:1379–1385
DaValle MJ, Faber LP, Kittle CF, Jensik RJ (1994) Extrapleural pneumonectomy for diffuse malignant mesothelioma. Ann Thorac Surg 58:1782–1783
de Perrot M, Fischer S, Bründler M-A, Sekine Y, Keshavjee S (2002) Solitary fibrous tumours of the pleura. Ann Thorac Surg 74:285–293
Dudeck J, Wagner G. Grundmann E, Hermanek P (1999) Basisdokumentation für Tumorkranke, 5. Aufl. W. Zuckschwerdt, München Bern Wien New York
England DM, Hochholzer L, Mc Carthy MJ (1989) Localized benign and malignant fibrous tumors of the pleura. A clinocopathologic review of 223 cases. Am J Surg Pathol 13:640–658
Enzinger FM, Weiss SW (1988) Soft tissue tumors, 2nd edn. Mosby, St Louis Washington Toronto
Essary LR, Vargas SO, Fletcher CDM (2002) Primary pleuropulmonary synovial sarcoma. Reappraisal of a recently described anatomic subset. Cancer 94:459–469
Fizazi K, John WJ, Vogelzang NJ (2002) The emerging role of antifolates in the treatment of malignant pleural meosthelioma. Semin Oncol 29:77–81
Fritz A, Percy C, Jack A, Shanmugaratnam K, Sobin L, Parkin DM, Whelan S (2000) International classification of diseases for oncology (ICD-O), 3rd edn. WHO, Geneva
Garlepp MJ, Leong CC (1995) Biological and immunological aspects of malignant mesothelioma. Eur Respir J 8:643–650
Grundmann E, Hermanek P, Wagner G (1997) Tumorhistologieschlüssel, 2. Aufl. Springer, Berlin Heidelberg New York

Hahn SM, Smith RP, Friedberg J (2001) Photodynamic therapy for mesothelioma. Curr Treat Options Oncol 2:375–383

Hall TB, Drury AE, Macvicar D (2000) Uncommon malignant diseases of the thorax. Imaging 12:130–140

Hasse J (1998) Chirurgische Möglichkeiten beim diffusen malignen Pleuramesotheliom: Fort- oder Rückschritte in den letzten zehn Jahren? In: Laffer U, Oertli D (Hrsg) Ehtik, Technik und Konzepte. Karger, Basel

Hermanek P, Wittekind Ch (1994) Seminar: the pathologist and the residual tumor (R) classification. Pathol Res Pract 190:115–123

Hermanek P, Hutter RVP, Sobin LH, Wittekind Ch (1999) Classification of isolated tumor cells and micrometastasis. Cancer 86:2668–2678

Hillerdahl G, Berg J (1985) Malignant mesothelioma secondary to chronic inflammation and old scars. Two new cases and review of the literature. Cancer 55:1968–1972

Hughes A, Calvert P, Azzabi A, Plummer R, Johnson R et al. (2002) Phase I clinical and pharmacokinetic study of pemetrexed and carboplatin in patients with malignant pleural mesothelioma. J Clin Oncol 20:3533–3544

Kindler HL (2000) Malignant pleural mesothelioma. Curr Treat Options Oncol 1:313–326

Kindler HL, van Meerbeeck JP (2002) The role of gemcitabine in the treatment of malignant mesothelioma. Semin Oncol 29:70–76

Mack TM (1995) Sarcomas and other malignancies of soft tissue, retroperitoneum, peritoneum, pleura, heart, mediastinum, and spleen. Cancer 75:211–244

Magdeleinat P, Alifano M, Petino A et al. (2002) Solitary fibrous tumors of the pleura: clinical characteristics, surgical treatment and outcome. Eur J Cardiothorac Surg 21:1087–1093

Maggi G, Casadio C, Cianci R et al. (2001) Trimodality management of malignant pleural mesothelioma. Eur J Cardiothorac Surg 19:346–350

Manegold C, Drings P, Wannenmacher M (1997) Diffuses malignes Pleuramesotheliom. In: Zeller WJ, zur Hausen H (Hrsg) Onkologie. Grundlagen, Diagnostik, Therapie, Entwicklungen. V2,3:1–9. Ecomed, Landsberg/Lech

Mayall FG, Gibbs AR (1992) The histology and immunochemistry of small cell mesothelioma. Histopathology 20:47–52

Monnet I, Breau JL, Moro D et al. (2002) Intrapleural infusion of activated macrophages and gamma-Interferon in malignant pleural mesothelioma: a phase II study. Chest 21:1921–1927

Morresi-Hauf A, Wöckel W (2000) Pleuratumoren/malignes Mesotheliom: Ätiologie, Epidemiologie und Pathologie. In: Schalhorn A (Hrsg) Tumoren der Lunge und des Mediastinums. Manual des Tumorzentrums München, 5. Aufl. Zuckschwerdt, München Bern Wien New York, S 130–133

Müller K-M (1997) Mesotheliom: Pathologie/Pathogenese/Mesotheliomregister. Pneumologie 51:335–344

Müller K-M, Krisman M (1996) Asbestassoziierte Erkrankungen. Dtsch Ärztebl 93A:538–543

Neumann V, Gunthe S, Mulle KM, Fischer M (2001) Malignant mesothelioma – German mesothelioma register 1987 – 1999. Int Arch Occup Environ Health 74:383–395

Pass HI, Temeck BK, Kranda K et al.(1998) Preoperative tumor volume is associated with outcome in malignant pleural mesothelioma. J Thorac Cardiovasc Surg 115:310–318

Rosai J (1996) Ackerman´s surgical pathology, 8th edn. Mosby, St Louis Toronto Washington DC

Rusch VW (1996) A proposed new international TNM staging system for malignant pleural mesothelioma from the International Mesothelioma Interest Group. Lung Cancer 14:1–12

Rusch VW, Venkatraman E (1996) The importance of surgical staging in the treatment or malignant pleural mesothelioma. J Thorac Cardiovasc Surg 111:815–825

Rusch VW, Venkatraman ES (1999) Important prognostic factors in patients with malignant pleural mesothelioma, managed surgically. Ann Thorac Surg 68:1799–1804

Rusch VW, Rosenzweig K, Venkatraman E et al. (2001) A phase II trial of surgical resection and adjuvant high-dose hemithoracic radiation for malignant pleural mesothelioma. J Thorac Cardiovasc Surg 122:788–795

Schneider P, Trainer C, Trainer S, Bülzebruck H, Branscheid D, Vogt-Moykopf I (1998) Chirurgische Therapie der primären und sekundären Pleuratumoren. In. Drings P, Vogt-Moykopf I (Hrsg) Thoraxtumoren. Diagnostik – Staging – Gegenwärtiges Therapiekonzept, 2. Aufl. Springer, Berlin Heidelberg New York, S 445–459

Sohrab S, Konietzko N (2002) Diagnostik und Stadieneinteilung des malignen Pleuramesothelioms. Pneumologie 56:382–387

Sterman DH, Kaiser LR, Albelda SM (1999) Advances in the treatment of malignant pleural mesothelioma. Chest 116:504–520

Sugarbaker DJ, Norberto JJ (1998) Surgical treatment of malignant mesothelioma. In: Franco KL, Putnam JB (eds) Advanced therapy in thoracic surgery. B. C. Decker, Hamilton, Ontario, pp 190–201

Sugarbaker DJ, Flores RM, Jaklitsch MT, Richards WG, Strauss GM, Corson JM, DeCamp MM et al. (1999) Resection margins, extrapleural nodal status, and cell type determine postoperative long-term survival in trimodality therapy of malignant pleural mesothelioma: results in 183 patients. J Thorac Cardiovasc Surg 117:54–65

Thylén A, Hjerpe A, Martensson G (2001) Hyaluronan content in pleural fluid as a prognostic factor in patients with malignant pleural mesothelioma. Cancer 92:1224–1230

Travis WD, Colby TV, Corrin B, Shimosato Y, Brambilla E (1999) Histological typing of lung and pleural tumours, 3rd edn. WHO International Classification of Tumours. Springer, Berlin Heidelberg New York Tokyo

UICC (1997) TNM-Klassifikation maligner Tumoren, 5. Aufl. Deutsche Übersetzung (Wittekind Ch, Wagner G, Hrsg). Springer, Berlin Heidelberg New York Tokyo

UICC (1999) TNM Atlas. Illustrated guide to the TNM/pTNM classification of malignant tumours, 4th edn, corrected second printing (Hermanek P, Hutter RVP, Sobin LH, Wagner G, Wittekind Ch, eds). Springer, Berlin Heidelberg New York Toyko

UICC (2001a) TNM Supplement, 2nd edn. A commentary to uniform use. (Wittekind Ch, Henson DE, Hutter RVP, Sobin LH, eds). John Wiley & Sons, New York

UICC (2001b) Prognostic factors in cancer, 2nd edn (Gospodarowicz MK, Henson DE, Hutter RVP, O´Sullivan B, Sobin LH, Wittekind Ch, eds). Wiley & Sons, New York

UICC (2002) TNM classification of malignant tumours, 6th edn (Sobin LH, Wittekind Ch, eds). John Wiley & Sons, New York

Upham JW, Garlepp MJ, Musk AW, Robinson BWS (1995) Malignant mesothelioma: new insights into tumour biology and immunology as a basis for new treatment approaches. Thorax 50:887–893

Vogelzang NJ, Rusthoven J, Paoletti P et al. (2002) Phase III single-blinded study of pemetrexed + cisplatin vs. cisplatin alone in chemonaive patients with malignant pleural mesothelioma. Procc Amer Soc Clin Oncol 21, part 1:2a (abstr no. 5)

Wagner G (1993) Tumorlokalisationsschlüssel, 5. Aufl. Springer, Berlin Heidelberg New York

Wagner G, Hermanek P, Wittekind Ch, Sinn HP (2002) Organspezifische Tumordokumentation. 2. Aufl./Internetfassung (OTD-2-Internet). Deutsche Krebsgesellschaft, Frankfurt/Main (http://www.krebsgesellschaft.de)

Whitacker D, Henderson D, Shilkin K (1992) The concept of mesothelioma in situ: implications for diagnosis and histogenesis. Semin Diagn Pathol 9:151–161

III Maligne Tumoren des Mediastinums

1 Zur Anatomie

Das Mediastinum ist der mittlere Teil der Brusthöhle, der seitlich beidseits von der Pleura mediastinalis, vorne durch das Brustbein, hinten durch die Wirbelsäule, oben durch die Thoraxapertur und unten durch das Zwerchfell begrenzt ist.

Im Mediastinum werden 4 Abschnitte (anatomische Kompartimente) unterschieden (Feneis 1993; Abb. III.1.1):

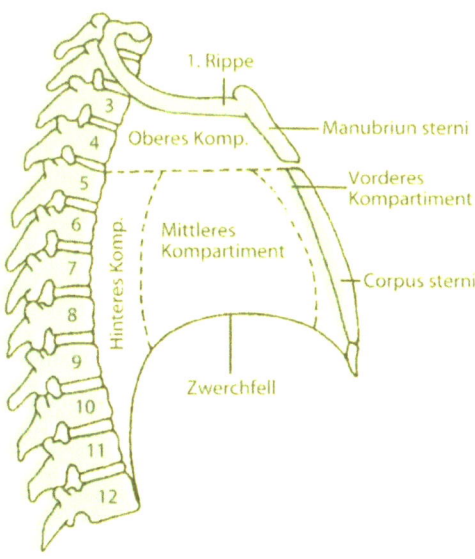

Abb. III.1.1.
Anatomische Kompartimente des Mediastinums. (Mod. nach Pansky 1996.)

1) Oberes Mediastinum: oberhalb des Herzens
2) Vorderes Mediastinum: Raum zwischen Perikard und Sternum
3) Mittleres Mediastinum: Raum, der vom Herz einschließlich Perikard und Nn. phrenici eingenommen wird
4) Hinteres Mediastinum: Raum zwischen Perikard und Wirbelsäule, wobei der Ösophagus als Teil des Gastrointestinaltrakts außer Betracht bleibt. Das hintere Mediastinum umfasst den Holzknecht- oder prävertebralen Raum und die paravertebrale Region.

Vorderes, mittleres und hinteres Mediastinum werden zusammengefasst als unteres Mediastinum bezeichnet.

Die verschiedenen Tumortypen des Mediastinums zeigen ausgeprägte Tendenz zu Vorkommen in bestimmten Kompartimenten: Thymustumoren finden sich vor allem im vorderen und oberen, Keimzelltumoren im vorderen, neurogene Tumoren im hinteren Kompartiment. Maligne Lymphome sind am häufigsten im vorderen Kompartiment, kommen aber auch im oberen und mittleren Kompartiment vor (Hofmann u. Otto 1998; Shimosato u. Mukai 1997).

In der ICD-O (Fritz et al. 2000) bzw. im Tumorlokalisationsschlüssel (Wagner 1993) sind für Tumoren des Mediastinums folgende Code-Nummern vorgesehen:

C37.9	Thymus
C38.0	Herz
C38.1	Vorderes Mediastinum
C38.2	Hinteres Mediastinum
C38.3	Mediastinum o.n.A.
C73.95	Dystope Schilddrüse
C77.15	Lymphknoten des Mediastinums

2 Übersicht über die im Mediastinum vorkommenden malignen Tumoren

Die im Mediastinum anzutreffenden primären malignen Tumoren sind

- maligne Lymphome der mediastinalen Lymphknoten und des Thymus,
- maligne epitheliale Tumoren des Thymus,
- maligne neuroendokrine Tumoren des Thymus,
- maligne Tumoren des Herzens,
- sonstige maligne Tumoren des Mediastinums wie maligne Keimzelltumoren, maligne neurogene Tumoren u. a.

Häufigste maligne Tumoren des Mediastinums sind maligne Lymphome (primäre mediastinale Lymphome oder Mediastinalbefall im Rahmen generalisierter Lymphome), bei Kindern sind etwa 50% aller Mediastinaltumoren maligne Lymphome (Hall et al. 2000). Sie werden im Band Lymphome und Leukämien dieser Buchreihe behandelt.

Alle anderen malignen Tumoren des Mediastinums sind selten, dabei noch am häufigsten epitheliale Thymustumoren.

Die histologische Klassifikation beruht einerseits auf der Topographie, andererseits auf zytologischen und histologisch-strukturellen Merkmalen sowie dem Wachstumsverhalten. Entscheidend ist die pathohistologische und/oder zytologische Untersuchung von perkutanen und thorakoskopischen Fein- und Grobnadelbiopsien, mediastinoskopischen Biopsien und Resektionspräparaten.

Die einzelnen Tumorgruppen werden im Folgenden hinsichtlich Histomorphologie und Prognose jeweils gesondert beschrieben.

3 Übersicht über die Klassifikation der Tumorausbreitung

3.1 Anatomische Ausbreitung vor Therapie

Maligne epitheliale Thymustumoren

In der *WHO-Klassifikation der Thymustumoren* (Rosai u. Sobin 1999) ist ausdrücklich festgehalten, dass bei der histologischen Begutachtung – wenn immer möglich – Angaben zur anatomischen Ausbreitung in folgenden Kategorien enthalten sein sollen:

1) Abgekapselter Tumor: Tumor komplett umgeben von fibröser Kapsel unterschiedlicher Dicke, die Kapsel kann dabei von Tumor infiltriert sein, ist aber nicht durchbrochen.
2) Minimal invasiver Tumor: Tumor überall umgeben von einer Kapsel, die herdförmig komplett von Tumorgewebe infiltriert ist bzw. Durchbruch von Tumorzellen in das mediastinale Fettgewebe zeigt; Tumor aber in der Regel makroskopisch bzw. bei der Operation nicht unterscheidbar vom abgekapselten Tumor.
3) Weit invasiver Tumor: Tumor mit direkter Ausbreitung in Nachbarstrukturen wie Perikard, große Gefäße oder Lunge.
4) Tumor mit Implantaten: Tumor, bei dem von der Tumormasse getrennte Tumorknötchen an der Perikard- oder Pleuraoberfläche anzutreffen sind.
5) Tumor mit Lymphknotenmetastasen: Metastatischer Befall von Lymphknoten, in der Regel mediastinaler und supraklavikulärer Lymphknoten; nicht einbezogen ist hier die direkte Ausdehnung des Primärtumors in regionäre Lymphknoten, was noch als weit invasiver Tumor klassifiziert wird.
6) Tumor mit Fernmetastasen: Auch hier ist direkte Invasion von Nachbarorganen ausgeschlossen, häufigste Fernmetastasenlokalisationen sind Lunge, Leber und Knochen.

Inhaltlich ist diese Einteilung recht ähnlich der von der UICC für maligne epitheliale Thymustumoren im TNM-Supplement (UICC 1993, 2001a) zur Testung vorgeschlagenen TNM-Klassifikation, die auf japanischen Daten von Yamakawa et al. (1991) beruht (Tabelle III.3.1).

Tabelle III.3.1. UICC-Vorschlag zur TNM-Klassifikation und Stadiengruppierung maligner epithelialer Thymustumoren

Klinische Klassifikation

T-Primärtumor

TX	Primärtumor kann nicht beurteilt werden
T0	Kein Anhalt für Primärtumor
T1	Tumor komplett abgekapselt
T2	Tumor infiltriert perikapsuläres Bindegewebe
T3	Tumor infiltriert in Nachbarorgane, z. B. Perikard, mediastinale Pleura, Thoraxwand, große Gefäße und Lunge
T4	Tumor mit Pleural- oder Perikarddissemination

N-Regionäre Lymphknoten

(Regionäre Lymphknoten sind die intrathorakalen, Skalenus- und supraklavikulären Lymphknoten)

NX	Regionäre Lymphknoten können nicht beurteilt werden
N0	Keine regionären Lymphknotenmetastasen
N1	Metastasen in vorderen mediastinalen Lymphknoten
N2	Metastasen in anderen intrathorakalen Lymphknoten
N3	Metastasen in Skalenus- und/oder supraklavikulären Lymphknoten

M-Fernmetastasen

MX	Fernmetastasen können nicht beurteilt werden
M0	Keine Fernmetastasen
M1	Fernmetastasen

Pathologische Klassifikation

Die pT-, pN- und pM-Kategorien entsprechen den T-, N- und M-Kategorien

Stadiengruppierung

	M0			M1
	N0	N1	N2, 3	
T1	St. I			
T2	St. II	St. III		St. IV
T3				
T4				

Anhangsweise sei auf die bereits 1981 von Masaoka et al. publizierte Stadieneinteilung für epitheliale Thymusgeschwülste verwiesen, da sie im Schrifttum zum Teil immer noch verwendet wird (Tabelle III.3.2).

Tabelle III.3.2. Stadieneinteilung nach Masaoka et al. 1981

Stadium I	Makroskopisch komplett abgekapselter Tumor, mikroskopisch keine Kapselinvasion
Stadium II 1	Makroskopisch Invasion in umgebendes Fettgewebe oder mediastinale Pleura
Stadium II 2	Mikroskopische Invasion der Kapsel
Stadium III	Makroskopische Invasion in Nachbarorgane, z. B. Perikard, große Gefäße oder Lunge
Stadium IVa	Pleurale oder perikardiale Dissemination
Stadium IVb	Lymphogene oder hämatogene Metastasen

Schließlich ist die GETT- (Group d'Etudes de Tumeurs Thymique-)Klassifikation (Guerin et al. 1984; Levasseur et al. 1984) anzuführen, die für Patienten mit Tumorresektion gedacht ist und eine Stadiengruppierung aufgrund anatomischer Ausbreitung vor Therapie mit der Residualtumorklassifikation kombiniert (Tabelle III.3.3).

Tabelle III.3.3. GETT-Stadiengruppierung von Thymustumoren

Stadium Ia	Abgekapselter Tumor, komplett reseziert
Stadium Ib	Abgekapselter Tumor, chirurgisch vermutete Adhäsionen und mögliche Kapselinvasion
Stadium II	Invasiver Tumor, komplett reseziert
Stadium IIIa	Invasiver Tumor, subtotale Resektion
Stadium IIIb	Invasiver Tumor, Biopsie
Stadium IVa	Supraklavikuläre Metastase(n) oder Pleuraimplantate
Stadium IVb	Fernmetastasen

Maligne Lymphome

Für maligne Lymphome ist die modifizierte Ann-Arbor-Klassifikation in der Fassung der UICC (1997, 2002) akzeptiert (s. Band Lymphome und Leukämien dieser Buchreihe).

Mediastinale Keimzelltumoren

Für diese Tumoren wurde ein spezielles klinisches Staging von Moran u. Suster (1997) empfohlen (Tabelle III.3.4).

Tabelle III.3.4. Klinisches Staging mediastinaler Keimzelltumoren nach Moran u. Suster (1997)

Klinisches Stadium I	Tumor gut umschrieben, mit oder ohne herdförmige Adhäsionen zu Pleura oder Perikard, aber ohne histologische Evidenz einer Invasion in Nachbarstrukturen
Klinisches Stadium II	Tumor begrenzt auf Mediastinum mit makroskopischer und/oder mikroskopischer Evidenz einer Infiltration von Nachbarstrukturen wie Pleura, Perikard oder großer Gefäße
Klinisches Stadium III	Tumor mit Metastasen
Klinisches Stadium IIIA	Metastasen in intrathorakalen Organen (Lymphknoten, Lunge etc.)
Klinisches Stadium IIIB	Extrathorakale Metastasen

Eine internationale Arbeitsgruppe hat für nichtseminomatöse mediastinale Keimzelltumoren ein Prognosemodell entwickelt, in dem die anatomische Ausbreitung insofern berücksichtigt wird, als zwischen Tumoren, die auf das Mediastinum begrenzt sind, und solchen mit Lungen- bzw. sonstigen viszeralen Metastasen (Letztere am ungünstigsten) unterschieden wird (Hartmann et al. 2002).

Eine ältere Stadieneinteilung stammt von Cefaro et al. 1988 (Tabelle III.3.5).

Tabelle III.3.5. Stadieneinteilung mediastinaler Keimzelltumoren nach Cefaro et al. (1988)

Stadium I	Lokalisierter Tumor
Stadium II	Nichtinvasiver „Bulky-Tumor"
Stadium III	Lokal invasiver Tumor
Stadium IV	Metastasierter Tumor

Sonstige maligne Tumoren des Mediastinums

Bei diesen Tumoren wird die generelle Beschreibung der Tumorausbreitung angewandt, wie sie bei allen Tumortypen ohne TNM-Klassifikation vorgesehen ist (Dudeck et al. 1999).

- Lokalisiert: begrenzt auf Ursprungsorgan
- Regionär: Metastasierung in regionäre Lymphknoten und/oder direkte kontinuierliche Ausbreitung auf Nachbarschaft
- Fernmetastasen (einschließlich Metastasen in nichtregionäre Lymphknoten)
 (Als regionäre Lymphknoten gelten intrathorakale, Skalenus- und supraklavikuläre Lymphknoten)

Bei in diesem Sinne lokalisierten Tumoren empfiehlt sich eine weitere Unterscheidung zwischen scharf begrenzten (verdrängend wachsenden) und sich infiltrativ in das mediastinale Bindegewebe ausbreitenden Tumoren (Allen 2000).

3.2 Anatomische Ausbreitung nach Therapie

Auch bei den meisten mediastinalen Tumoren ist die Residualtumor- (R-) Klassifikation der UICC (1997, 2001a, 2002) von prognostischer Bedeutung und z. T. auch für die Indikation zu weiterer Therapie wichtig. Sie soll nach den allgemeinen Grundsätzen vorgenommen werden (s. S. 4 und 72). Insbesondere sind bei der Untersuchung resezierter Tumoren alle makroskopisch verdächtigen Stellen von der Oberfläche der histologischen Untersuchung zuzuführen. Die R-Klassifikation ist in der GETT-Klassifikation für epitheliale Thymustumoren mit einer Stadiengruppierung kombiniert (s. S. 172).

4 Maligne epitheliale Tumoren des Thymus

Etwa 15–20% aller malignen Mediastinaltumoren sind epitheliale Tumoren des Thymus (Hejna et al. 1999; UICC 2001b); diese sind die häufigsten Tumoren des Thymus. Die folgenden Ausführungen schließen auch Tumoren im ektopen Thymus ein (etwa 5%) (s. S. 183).

Der Altersgipfel liegt bei 40–50 Jahren, im Kindesalter sind diese Tumoren extrem selten (die meisten publizierten kindlichen Thymome sind tatsächlich lymphoblastische Lymphome; Rosai 1996). Die Relation männlicher zu weiblicher Patienten beträgt in einer Sammelstatistik der Weltliteratur (Chen et al. 2002) 1,5:1.

4.1 Allgemeines zur histologischen Klassifikation

Sehr zahlreich sind die Versuche der Klassifikation epithelialer Thymustumoren. Im Jahr 1997 sind im AFIP-Atlas der Tumorpathologie (Shimosato u. Mukai 1997) 21 verschiedene Klassifikationen angeführt. Die wichtigsten sind aus den USA jene von Rosai u. Levine 1976 bzw. Levine u. Rosai 1978, die auf Vorschläge von Lattes u. Jonas 1957 und Lattes 1962 sowie Bernatz et al. 1961 zurückgehen (sog. L-B-Klassifikation oder amerikanische Klassifikation [Otto 1999]). Aus Europa sind die Klassifikationen von Marino u. Müller-Hermelink 1985 bzw. Müller-Hermelink et al. 1985 (sog. Europäische Klassifikation) von Bedeutung. Die nachfolgende Darstellung beruht auf der WHO-Klassifikation (Rosai u. Sobin 1999). Entscheidend ist dabei, dass sowohl eine histomorphologische Klassifikation als auch eine Klassifikation der Ausbreitung (lokale Invasion, Implantation, Metastasen) unabhängig voneinander durchgeführt werden müssen.

4.2 Benignität und Malignität

Allein aufgrund der zytologischen Merkmale und des Wachstumsmusters ist nur in einem Teil der epithelialen Thymusgeschwülste die Diagnose der Malignität möglich, und zwar bei jenen Tumoren, die klar ausgeprägte zytologische Atypien und bestimmte zytologische und strukturelle Merkmale zeigen, die nicht für den Thymus spezifisch sind, vielmehr bei Karzinomen anderer Organe angetroffen werden. Derartige Tumoren werden als *Thymuskarzinome* (z. T. auch als *maligne Thymome vom Typ II*) bezeichnet. In diesen Fällen fehlen in der Regel die für Thymus organotypischen Merkmale wie perivaskuläre Spalträume, Areale medullärer Differenzierung, abortive Hassal-Körperchen, Rosetten und drüsenähnliche Räume, und es fehlen unreife T-Lymphozyten; sofern Lymphozyten anzutreffen sind, sind sie reif und gewöhnlich mit Plasmazellen vermischt. CD5 ist üblicherweise positiv (fehlt in den meisten Thymomen und Karzinomen nichtthymischen Ursprungs).

Es gibt aber auch eine 2. Gruppe von malignen epithelialen Thymusgeschwülsten, die als *maligne Thymome* (*maligne Thymome Typ I*) bezeichnet werden. Diese zeigen eine Differenzierung in Richtung Thymusepithelzellen bzw. lassen ihren Ursprung aus solchen erkennen. Dabei zeigen sich keine eindeutig ausgeprägten zellulären Atypien. Nichtneoplastische Lymphozyten können in wechselnder Anzahl vorhanden sein. Allein aufgrund der Zytologie und der histologischen Struktur lässt sich nicht erkennen, ob derartige Tumoren sich maligne oder benigne verhalten. Eine derartige Entscheidung ist nur möglich, wenn Aussagen über das Verhalten zur Umgebung möglich sind. Als maligne werden diese Tumoren dann klassifiziert, wenn die Kapsel durchbrochen ist. Infiltration in die Kapsel ohne Durchbruch in das perikapsuläre Gewebe genügt nicht für die Diagnose eines malignen Thymoms. Als Invasion gilt aber auch der Befund großer Nerven, die von Tumorgewebe umgeben werden. Falls eine Entscheidung bezüglich Invasion nicht möglich ist, z. B. bei Biopsien, werden diese Tumoren als Thymom o.n.A. mit dem Verhaltenscode /1 (unbestimmtes Verhalten) eingeordnet.

4.3 ABC-Klassifikation der epithelialen Thymustumoren
(WHO-Klassifikation Rosai u. Sobin 1999)

Die rein histomorphologische Unterteilung der epithelialen Thymustumoren beruht auf 2 Kriterien:

1) Morphologie der neoplastischen Epithelzellen (spindelig, plump) und
2) relative Zahl dieser Zellen im Vergleich zu nichtneoplastischen lymphozytären Elementen.

Als *A-Thymome* werden jene bezeichnet, bei denen neoplastische Epithelzellen und ihre Kerne spindelig oder oval sind.

Bei *B-Thymomen* sehen die Zellen dendritisch oder plump („epitheloid") aus. *AB-Thymome* sind solche, bei denen Zellen beider Typen vorkommen.

Die B-Thymome werden weiter unterteilt nach dem Verhältnis zwischen epithelialen Zellen und Lymphozyten sowie nach dem Grad der Atypien der Epithelzellen in B1–B3.

Nach der europäischen Klassifikation (Marino u. Müller-Hermelink 1985; Müller-Hermelink et al. 1985) werden Thymome vom Typ A und AB (medulläres und kortikomedulläres Thymom) grundsätzlich als benigne eingestuft; nach der WHO-Klassifikation (Rosai u. Sobin 1999) sind Typ-A- und Typ-AB-Thymome maligne, wenn sie in die Umgebung infiltriert sind, was im Beobachtungsgut von Kirchner et al. 1992 immerhin in 1/3 der Fälle zutrifft.

Als *C-Thymom* werden alle Thymuskarzinome im oben genannten Sinn bezeichnet. In C-Thymomen können auch Strukturen von A- oder B-Thymomen vorkommen. Dann kann nach der WHO-Klassifikation (Rosai u. Sobin 1999) die Bezeichnung kombiniertes oder gemischtes Thymuskarzinom verwendet werden. Für diese Fälle ist allerdings in der ICD-O-3 (Fritz et al. 2000) keine eigene Code-Nummer vorgesehen, und in der WHO-Klassifikation findet sich auch kein Vorschlag für die Codierung. Als Möglichkeit bietet sich die Code-Nummer 8586/3 Thymuskarzinom o.n.A. an. Wesentlich ist, in solchen Fällen die verschiedenen vorhandenen Komponenten und ihre prozentualen Anteile im Pathologiebefund anzugeben und zu dokumentieren (Rosai u. Sobin 1999).

4.4 Beziehungen zwischen WHO-Klassifikation, amerikanischer und europäischer Klassifikation maligner epithelialer Thymustumoren

Einen Vergleich zwischen den verschiedenen Klassifikationen der malignen epithelialen Thymustumoren zeigt Tabelle III.4.1.

Tabelle III.4.1. Vergleich zwischen WHO-, amerikanischer und europäischer Klassifikation der malignen epithelialen Thymustumoren

WHO (Rosai u. Sobin 1999)	Amerikanische Klassifikation (Levine u. Rosai 1978; Rosai u. Levine 1976)	Europäische Klassifikation (Marino u. Müller-Hermelink 1985; Müller-Hermelink et al. 1985)
Typ A	Vorwiegend spindelzelliges Thymom	Medulläres Thymom
Typ AB	Gemischtes Thymom	Gemischtes (kortikomedulläres)-Thymom
Typ B1	Vorwiegend lymphozytisches Thymom	Vorwiegend kortikales (organoides) Thymom
Typ B2	Vorwiegend epitheliales Thymom	Kortikales Thymom
Typ B3	Epitheliales Thymom	Gut differenziertes Thymuskarzinom
Typ C	Thymuskarzinom	Mäßig und schlecht differenziertes epidermoides, mukoepidermoides und lymphoepitheliomähnliches Thymuskarzinom

4.5 Systematik der malignen epithelialen Thymustumoren nach WHO
(Rosai u. Sobin 1999)

In Tabelle III.4.2 ist die Systematik der malignen epithelialen Thymustumoren dargestellt.

Tabelle III.4.2. Systematik der malignen epithelialen Thymustumoren nach WHO-Klassifikation (Rosai u. Sobin 1999)

Histologischer Typ ICD-O-Code-Nummer	Definition
1. Maligne Thymome	
Malignes Thymom o.n.A. 8580/3	Diese Diagnose sollte nur verwendet werden, wenn eine Unterteilung in die nachstehend angeführten Typen A–B3 nicht möglich ist
Malignes Thymom Typ A (spindelzelliges, medulläres malignes Thymom)[a] 8581/3	Tumor, bestehend aus neoplastischen epithelialen Thymuszellen von spindeliger/ovaler Gestalt, ohne Kernatypien, mit einigen wenigen oder keinen nichtneoplastischen Lymphozyten. Rosettenähnliche Formationen ohne zentrales Lumen, Herde mit storiformen Mustern und/oder drüsenähnliche Formationen können vorhanden sein, Letztere oft in oder unmittelbar unter der Tumorkapsel. Selten auch Ansätze zur Bildung von Hassal-Körperchen. Keine plattenepitheliale Differenzierung
Malignes Thymom Typ AB (gemischtes malignes Thymom)[a] 8582/3	Tumor, bei dem sich Areale vom Aussehen des Typ-A-Thymoms, gemischt mit Bezirken mit reichlich Lymphozyten, finden. Die beiden Anteile sind entweder scharf oder unscharf begrenzt und in unterschiedlichem Ausmaß vorkommend. In den lymphozytenreichen Arealen sind die epithelialen Tumorzellen plumper
Malignes Thymom Typ B1 (lymphozytenreiches, lymphozytisches, vorwiegend kortikales, organoides malignes Thymom) 8583/3	Tumor, der normalem aktiven Thymus insofern ähnelt, als sich Areale mit dem Aussehen einer normalen Thymusrinde und solche ähnlich dem Thymusmark finden. Die neoplastischen Epithelzellen haben bläschenförmige Kerne und deutliche kleine Nukleolen. In den markähnlichen Anteilen gelegentlich keimzentrenähnliche Strukturen mit Haufen plattenepithelialer Elemente oder voll entwickelte Hassal-Körperchen
Malignes Thymom Typ B2 (kortikales malignes Thymom) 8584/3	Neoplastische epitheliale Komponente als verstreute plumpe runde oder polygonale Zellen mit bläschenförmigen Kernen, deutlichen Nukleolen und relativ reichlich Zytoplasma in dichter Lymphozytenproliferation verstreut. Lymphozyten in wechselndem Anteil, mit ziemlich uniformem Aussehen, mit relativ großen Kernen, sichtbarem Zytoplasma und Mitosen. Häufig und manchmal sehr auffällig perivaskuläre Spalträume, die Lymphozyten, eiweißreiche Flüssigkeit, Erythrozyten, Schaumzellen oder fibröses Gewebe enthalten und von Tumorzellen begrenzt werden. Herde medullärer Differenzierung nicht deutlich oder fehlend

Tabelle III.4.2. Fortsetzung

Histologischer Typ ICD-O-Code-Nummer	Definition
Malignes Thymom Typ B3 (epitheliales, atypisches, squamoides malignes Thymom, gut differenziertes Thymuskarzinom)[a] 8585/3	Tumor besteht aus epithelialen Zellen von runder oder polygonaler Gestalt, keine oder nur geringe Atypien. Epitheliale Tumorzellen entweder klein und polygonal, mit kleinen runden Kernen und nicht auffälligen Nukleolen oder größer, mit Kernen und Nukleolen wie bei B2-Thymomen. Die epithelialen Zellen wachsen in soliden und lobulären Formationen, die von breiten und sklerosierten Septen abgegrenzt werden. Zusätzlich kleinere Komponente von Lymphozyten. Perivaskuläre Spalträume und perivaskuläre Anordnung der Tumorzellen, auch plattenepitheliale Differenzierung herdförmig möglich
2. Thymuskarzinome (maligne Thymome Typ C)	
Thymuskarzinom o.n.A. 8586/3	Diese Diagnose sollte nur dann gestellt werden, wenn entweder eine Einordnung in eine der nachstehenden Typen des Thymuskarzinoms nicht möglich ist oder wenn ausnahmsweise neben den Strukturen eines Thymuskarzinoms auch solche eines malignen Thymoms vorhanden sind. In diesen Fällen sollen die einzelnen Tumortypen mit ihren prozentualen Anteilen im histologischen Befund angegeben werden
Verhornendes Plattenepithelkarzinom (Epidermoidkarzinom) 8071/3	Deutliche plattenepitheliale Differenzierung mit Verhornung, deutliche zytologische Atypien. Üblicherweise deutlich miteinander verbundene Läppchen, getrennt von scharf abgegrenzten fibrohyalinen Bändern mit entzündlichen Infiltraten. Im Gegensatz zu Thymomen fast immer CD5-positiv und in etwa der Hälfte der Fälle auch positiv für Chromogranin und Synaptophysin
Nichtverhornendes Plattenepithelkarzinom (Epidermoidkarzinom) 8072/3	Deutlich atypische große epitheliale Zellen ohne deutliche Verhornung, Läppchenbildung weniger deutlich als bei verhornendem Plattenepithelkarzinom. Immunhistologisch Letzterem gleich
Lymphoepitheliomähnliches Karzinom 8082/3	Identisch mit dem lymphoepithelialen Karzinom des oberen Respirationstrakts. Charakteristisches synzytiales Wachstum. Tumorzellen mit großen Kernen und sehr deutlichen, scharf begrenzten Nukleolen. Starkes entzündliches Infiltrat, vorwiegend lymphozytär. Gelegentlich Epstein-Barr-Virus nachweisbar

Tabelle III.4.2. Fortsetzung

Histologischer Typ ICD-O-Code-Nummer	Definition
Sarkomatoides Karzinom (Karzinosarkom, metaplastisches Karzinom, Spindelzellkarzinom, Thymom mit pseudosarkomatösem Stroma)[a] 8980/3	Tumor zeigt zur Gänze oder in Teilen sarkomähnliches Aussehen. Tumorzellen spindelig oder sehr pleomorph. Spezifische mesenchymale Differenzierungen wie Skelettmuskulatur oder Knorpel können vorhanden sein
Klarzellkarzinom 8310/3	Tumor besteht vorwiegend oder ausschließlich aus Zellen mit optisch leerem (wasserklarem) Zytoplasma. Im Allgemeinen solider Bau. Oft ausgeprägte Kernatypien
Basaloides Karzinom 8123/3	Kompakte Läppchen von Tumorzellen, die peripher Palisadenstellung zeigen, durchwegs basophil erscheinen (hohe Kern-Plasma-Relation) und keine Verhornung aufweisen. Oft als Knoten in einer Thymuszyste auftretend
Mukoepidermoidkarzinom 8430/3	Ähnlich entsprechendem Tumortyp der Speicheldrüsen: plattenepitheliale Zellen, schleimproduzierende Komponente und Komponente „intermediärer" Zellen. Zytologisch gute Differenzierung
Papilläres Karzinom 8050/3	Extrem seltener papillär wachsender Tumor, oft sehr ähnlich papillärem Schilddrüsenkarzinom. Einige Fälle kombiniert mit Typ-A-Thymom
Undifferenziertes (anaplastisches) Karzinom 8020/3	Extrem seltener solider polymorpher Tumor ohne besondere Differenzierungen und ohne sarkomähnliche Areale. Ausschlussdiagnose, zu bestätigen durch Immunhistochemie

Anhang

In der Schilddrüse oder in ihrer unmittelbaren Umgebung wurden einzelne Fälle von 2 weiteren Tumortypen beschrieben, die thymusähnliche Differenzierungen aufweisen und als von Kiemengangsresten ausgehend anzusehen sind (Rosai 1996):

Spindelzelliger epithelialer Tumor mit thymusähnlichen („thymus-like") Elementen (SETTLE) (8588/3)

Karzinom mit thymusähnlichen Elementen („Carcinoma showing thymus-like elements") (CASTLE) (8589/3)

Beide Typen zeigen einen relativ langsamen Verlauf mit Spätmetastasen und Spätrezidiven. Sie sind in der WHO-Klassifikation der Thymustumoren nicht angeführt, ihre Stellung und Abgrenzung ist problematisch

---

[a] Extrem selten sind Thymome, die aus Spindelzellen bestehen und Hyperchromasie, Polymorphie, Mitosen und/oder Nekrosen zeigen. Dabei findet sich ein ausgeprägtes Retikulinfaserwerk um die einzelnen Tumorzellen. Palisadenartig angeordnete Zellen um perivaskuläre Spalträume fehlen oder sind nur selten anzutreffen. Es ist nicht klar, ob diese Tumoren als atypische oder schlecht differenzierte Typ-A-Thymome, als spindelzellige Varianten von Typ-B3-Thymomen oder als sarkomatoide Thymuskarzinome zu klassifizieren sind (Rosai u. Sobin 1999).

4.6 Häufigkeit der einzelnen histologischen Typen maligner epithelialer Thymustumoren
(Allen 2000; Chen et al. 2002; Kirchner et al. 1992)

Malignes Thymom	Typ A	~ 5–10%
	Typ AB	~20–25%
	Typ B1	~ 8%
	Typ B2	~30–40%
	Typ B3	~15–20%
Thymuskarzinom		~ 5–10%

Unter den Thymuskarzinomen sind mehr als 90% aller Fälle verhornende und nicht verhornende Plattenepithelkarzinome und lymphoepitheliomähnliche Karzinome (Rosai 1996), dabei in den USA lymphoepitheliomähnliche, in Japan Plattenepithelkarzinome am häufigsten (Shimosato u. Mukai 1997).

4.7 Grading der malignen epithelialen Thymustumoren

Maligne Thymome: G1

Thymuskarzinome (Rosai 1996):

G1: basaloides Karzinom, Mukoepidermoidkarzinom
G2: verhornendes Plattenepithelkarzinom
G3: nichtverhornendes Plattenepithelkarzinom, lymphoepitheliomähnliches Karzinom, Klarzellkarzinom, sarkomatoides Karzinom, undifferenziertes Karzinom

4.8 Zur Klinik
(Otto 1998, 1999; Rosai 1996; Shimosato u. Mukai 1997)

– Tumorgröße: 60–70% aller Thymome zwischen 5 und 10 cm groß, sehr kleine (wenige Millimeter große) Thymome werden als „incidental microscopic thymomas" bezeichnet (Rosai u. Levine 1976)

- Tumorlokalisation: 85–90% der malignen epithelialen Thymustumoren im vorderen, 6% im oberen, 4% ektop im zervikolateralen Halsdreieck (Otto 1999); extrem seltene Lokalisationen: hinteres Mediastinum, Bereich des Lungenhilus, intrapulmonal, Pleura, Perikard, Schilddrüse, Trachea.
- Tumorausbreitung: lokale Invasion in Umgebung und Implantate an Pleura und Perikard im Allgemeinen viel häufiger als regionäre Lymphknoten- oder Fernmetastasen; wenn Fernmetastasen auftreten, so in der Regel Monate bis Jahre nach Diagnose und Therapie, manchmal schon bei Erstdiagnose, ausnahmsweise als Erstsymptom. Lokalisation meist in Lunge, Leber und Knochen (besonders Wirbelsäule)
- Parathymische (paraneoplastische) Syndrome:
    - Vorwiegend bei (benignen und malignen) Thymomen, bei Thymuskarzinomen nur ausnahmsweise
    - Am häufigsten Myasthenia gravis: nach Literatur in (15–)30–50% der Fälle, meist bei Diagnose, selten auch erst Monate oder Jahre nach Tumorresektion auftretend; Korrelation zu histologischem Typ nach Rosai 1996 nicht sicher, nach Kirchner et al. 1992 bei Typ B2 und B3 in 65–80%, bei Typ A, AB und B1 in 30–40%, nach Okumura et al. 2002 bei Typ A und AB in etwa 15%, bei B2 in 70%, bei B1 und B3 in 45–55% (bei 10–15% aller Patienten mit Myasthenia gravis findet sich ein Thymom)
    - Aplastische Anämie („pure red cell aplasia", Erythroblastophthise): vorkommend in 5% der Thymome, meist bei Typ A (bei aplastischen Anämien in gut 50% Thymom)
    - Hypogammaglobulinämie (Good-Syndrom): in 5–12% der Thymome, meist bei Typ A
    - Selten: Neutropenie, Panzytopenie, Myositis, Dermatomyositis, Sjögren-Syndrom u. a. (Literatur bei Rosai 1996)
- Thymusassoziierte extrathymische Zweittumoren: in 3–21% berichtet (Otto 1999; Pan et al. 2001)

4.9 Prognose
(Blumberg et al. 1995; Chen et al. 2002; Okumura et al. 2002; Otto 1998; Pescarmona et al. 1990; Rosai 1996; Shimosato u. Mukai 1997; UICC 2001b; Ogawa et al. 2002)

Für alle malignen epithelialen Tumoren zusammengenommen werden 5-Jahres-Überlebensraten von etwa 60–85%, 10-Jahres-Überlebensraten zwischen 35 und 65% berichtet (Gawrychowski et al. 2000; Wang et al. 1992).

Die wesentlichsten Prognosefaktoren sind Tumorausbreitung vor Therapie (Stadium), histologische Klassifikation (malignes Thymom oder Thymuskarzinom vor allem von Bedeutung in Stadien I und II) und Tumorstatus nach Therapie (R-Klassifikation). Bei malignen Thymomen spielt auch der Tumortyp (am ungünstigsten Typ B), innerhalb der Thymuskarzinome spielen Tumortyp und Grading eine prognostische Rolle.

Gute prognostische Hinweise gibt eine Gruppeneinteilung unter Berücksichtigung der anatomischen Ausbreitung vor Therapie und der histologischen Klassifikation (Begg et al. 2000; Tabelle III.4.3).

Tabelle III.4.3. Gruppeneinteilung maligner epithelialer Thymustumoren nach Begg et al. 2000

Gruppe	Anatomische Ausbreitung	Histomorphologie	Überlebensraten 5 Jahre [%]	10 Jahre [%]
1	Abgekapselt oder minimal invasiv	Malignes Thymom Typ A, AB, B	85	85
2		Thymuskarzinom	70	55
3	Weit invasiv und/oder Pleura- oder Perikardimplantate und/oder	Malignes Thymom Typ A, AB, B	70	35
4	Metastasen	Thymuskarzinom	45	20

Eine weitere Gruppeneinteilung aufgrund des histologischen WHO-Typs und der Stadieneinteilung von Masaoka (1981) wurde neuerdings von Chen et al. (2002) angegeben (Abb. III.4.1 und Tabelle III.4.4).

WHO-Typ	Masaoka-Stadium			
	I	II	III	IV
Typ A, AB	Gruppe I			
Typ B1		Gruppe II		
Typ B2, 3			Gruppe III	
Typ C	Gr. III	Gruppe IV		

Abb. III.4.1. Gruppeneinteilung der malignen epithelialen Thymustumoren. (Nach Chen et al. 2002)

Tabelle III.4.4. Überleben in Abhängigkeit von der Gruppeneinteilung. (Nach Chen et al. 2002)

Gruppe	n	Gesamtüberlebensraten (%)[a]	
		5 Jahre	10 Jahre
I	44[b]	100	~95
II		~95	~90
III	45	~60	~40
IV	17	~40	~25

[a] Angaben aufgrund der Überlebenskurven geschätzt, genaue Zahlenwerte und Konfidenzintervalle nicht angegeben
[b] gesonderte Angaben für Gruppe I und II fehlen

Das Vorkommen von anderen parathymischen Syndromen als Myasthenia gravis scheint ein ungünstiger prognostischer Faktor zu sein, ebenso ein ungünstiger Performance-Status (Gripp et al. 1998). Die unabhängige prognostische Bedeutung der Tumorgröße (ungünstig, wenn größer als 11–15 cm) wird unterschiedlich beurteilt (Blumberg et al. 1995; Gawrychowski et al. 2000; Lewis et al. 1987).

Die Bedeutung spezieller Methoden wie Morphometrie, Ploidieuntersuchung, AgNORs, biologischer und molekularer Marker ist bislang nicht gesichert (Rosai 1996; UICC 2001).

5 Maligne neuroendokrine Tumoren des Thymus
(Otto 1999; Rosai 1996; Rosai u. Sobin 1999; Shimosato u. Mukai 1997)

In diese Gruppe sehr seltener Tumoren werden nur solche eingeordnet, die ausschließlich oder überwiegend aus neuroendokrinen Elementen bestehen (in geringer Anzahl findet man neuroendokrine Zellen in über der Hälfte aller malignen epithelialen Thymustumoren, dies berechtigt aber nicht zur Einordnung als neuroendokrine Tumoren). Extrem selten findet sich eine Kombination eines malignen Thymoms vom AB-Typ mit einem klassischen Karzinoidtumor (Chen et al. 2002). Maligne neuroendokrine Tumoren kommen wesentlich seltener als maligne epitheliale Thymustumoren vor, die Relation soll zwischen etwa 1:10 (Valli et al. 1994) bis 1:20 (Shimosato u. Mukai 1997) betragen.

Die Klassifikation der malignen neuroendokrinen Tumoren erfolgt nach der WHO-Klassifikation der Thymustumoren (Rosai u. Sobin 1999) und ist nachstehend mit der Angabe der ICD-O-Code-Nummern (Fritz et al. 2000) und den Definitionen der einzelnen Tumortypen dargestellt.

5.1 Tumortypen

1. Karzinoidtumor (gut differenziertes neuroendokrines Karzinom (8240/3)

Gut differenzierter Tumor, bestehend aus uniformer Zellpopulation in Form von Nestern, Drüsen, Bändern und Girlanden von neuroendokrinem Typ. Immunhistochemisch (Chromogranin, Synaptophysin) oder ultrastrukturell neuroendokrine Differenzierung nachweisbar. Mitoseaktivität niedrig. Nekrosen spärlich oder fehlend.

1.1. Klassisches Karzinoid (8240/3)
Karzinoidtumor, bestehend aus polygonalen Zellen mit granuliertem amphokrinem Zytoplasma. Bänder, Girlanden, solide Nester und rosettenähnliche Drüsen. Starke Vaskularisation. Mitosen und Nekrosen praktisch fehlend. Trotz hoher Differenzierung oft Stroma- und Gefäßinvasion.

1.2. Spindelzellkarzinoid (keine eigene Code-Nummer)
Karzinoidtumor, der aus Spindelzellen, oft in faszikulärer Anordnung besteht, gelegentlich kombiniert mit klassischem Typ.

1.3. Pigmentiertes Karzinoid (keine eigene Code-Nummer)
Karzinoidtumor, bei dem manche Zellen intrazytoplasmatisch Melanin enthalten; Melaningranula auch im Zytoplasma mancher Histiozyten.

1.4. Karzinoid mit Amyloid (extrathyroidales medulläres Karzinom (8511/3, von Rosai u. Sobin 1999 vorgeschlagene in der IDC-O-3 freie Code-Nummer)
Gut differenziertes neuroendokrines Karzinom mit Amyloidablagerung im Stroma. Tumorzellen gewöhnlich spindelig und Calcitoninpositiv. Histologisch nicht zu unterscheiden vom C-Zell-Karzinom der Schilddrüse, wahrscheinlich ausgehend von extrathyroidalen C-Zellen.

1.5. Atypisches Karzinoid (8249/3)
Karzinoidtumor mit Struktur des klassischen Karzinoids, aber höherer mitotischer Aktivität (2–10 Mitosen/2 mm^2 bzw. 10 HPF) und/oder scharf begrenzten Nekroseherden im Zentrum der Tumornester (sog. „punctate necrosis") (Definition entspricht jener bei Karzinoidtumoren der Lunge, s. S. 34, die Häufigkeit atypischer Karzinoide unter allen Thymuskarzinoiden ist aber größer als bei den entsprechenden Lungentumoren).

2. Kleinzelliges Karzinom (schlecht differenziertes neuroendokrines Karzinom) (8041/3)

Hochmaligner Tumor, morphologisch nicht unterscheidbar vom gleichnamigen Lungenkarzinom. Immunhistochemisch oder ultrastrukturell neuroendokrine Differenzierung nachweisbar. Vor Diagnose stets Mediastinalmetastase eines primären kleinzelligen Lungenkarzinoms ausschließen!

2.1. Gemischt kleinzelliges und verhornendes plattenepitheliales Karzinom (8045/3)

Sehr seltener hochmaligner Tumor, der sowohl Strukturen eines kleinzelligen Karzinoms als auch solche eines verhornenden plattenepithelialen Thymuskarzinoms zeigt. Die unterschiedlichen Strukturen meist scharf voneinander getrennt, ähnlich wie bei den entsprechenden Tumoren der Lunge.

3. Großzelliges neuroendokrines Karzinom (8013/3)

Extrem seltener maligner Tumor, bestehend aus großzelligen neuroendokrinen Elementen mit großer Zahl von Mitosen und Nekrosen, oft in Form ausgedehnter Areale, ähnlich wie bei entsprechendem Lungentumor. Unterscheidung von atypischem Karzinoid durch hohe Mitosezahl von mehr als 10 Mitosen/2 mm² bzw. 10 HPF.

Unter den malignen neuroendokrinen Tumoren des Thymus sind die Karzinoidtumoren am häufigsten, unter ihnen am häufigsten das klassische Karzinoid, gefolgt vom atypischen Karzinoid; alle anderen Tumoren sind extrem selten.

5.2 Klinik

Die meisten malignen neuroendokrinen Thymustumoren sind funktionell inaktiv, ein Karzinoidsyndrom wird nicht beobachtet (auch nicht bei multiplen Metastasen). Jedoch kann durch ektope ACTH-Produktion ein Cushing-Syndrom auftreten (de Perrot et al. 2002). Gelegentlich werden mediastinale Karzinoidtumoren im Rahmen einer multiplen endokrinen Neoplasie (MEN), Typ I oder IIA, gesehen. Cushing-Syndrom oder MEN werden in 30–50% der Fälle beobachtet (Hall et al. 2000). Auch über Kombinationen mit Karzinoiden anderer Lokalisationen, z. B. Lunge oder Ileum, wurde berichtet (Rosai 1996).

5.3 Prognose

Die Prognose maligner neuroendokriner Thymustumoren ist insgesamt ungünstig, jedenfalls nicht vergleichbar jener der entsprechenden Tumoren des Gastrointestinaltraktes. Bei etwa 50% der Tumoren ist mit Infiltration von Pleura, Perikard oder Gefäßen, in 40% mit mediastinalen und zervikalen Lymphknotenmetastasen und in 20–30% mit extrathorakalen Fernmetastasen zu rechnen (Hofmann u. Otto 1998). Fernmetastasen und Rezidive können auch noch 10 oder mehr Jahre nach radikaler chirurgischer Therapie beobachtet werden.

Entscheidende Prognosefaktoren sind die histologische Differenzierung und die anatomische Ausbreitung vor Therapie. Am günstigsten verhält sich das klassische Karzinoid, die Prognose verschlechtert sich in der Reihenfolge atypisches Karzinoid, großzelliges neuroendokrines Karzinom, kleinzelliges Karzinom. Auch die funktionelle Aktivität im Sinne eines Cushing-Syndroms und das Auftreten im Rahmen einer MEN sind ungünstige Prognosefaktoren (Shimosato u. Mukai 1997):

Otto (1999) empfiehlt eine Einteilung unter klinischen Aspekten in 3 Gruppen nach Wick et al. 1980 sowie Wick u. Rosai 1988, 1990:

Gruppe 1: asymptomatische Tumoren, die zufällig bei routinediagnostischen Untersuchungen gefunden werden: 10-Jahres-Mortilität 29%;
Gruppe 2: Geschwülste mit ausschließlich lokalen Symptomen;
Gruppe 3: Geschwülste mit systemisch-endokrinen Manifestationen entweder im Rahmen eines MEN oder als Cushing-Syndrom: 10-Jahres-Mortilität 50% bzw. 65%.

6 Maligne Tumoren des Herzens

Alle primären Tumoren des Herzens sind extrem selten, davon bei Erwachsenen nur etwa 25%, bei kindlichen Patienten weniger als 10% maligne.

Die malignen Tumoren des Herzens können in solche des Myokards und solche des Perikards unterteilt werden. Dabei sind Perikardtumoren noch etwas häufiger als solche des Myokards. Für beide Lokalisationen gilt die gleiche Topographie-Code-Nummer C38.0 (Herz einschließlich Perikard) (Fritz et al. 2000; Wagner 1993).

Unter den *malignen Tumoren des Myokards* stehen Angiosarkom (9120/3) und Rhabdomyosarkom (8900/3) an erster Stelle, weitere berichtete Tumortypen sind andere Weichteilsarkome und primäre maligne Lymphome (Burke u. Virmani 1996; Rosai 1996). Die Sarkome sind meist schlecht differenziert. Während benigne Myokardtumoren (in erster Linie Myxome) eindeutig den linken Vorhof bevorzugen, finden sich maligne Myokardtumoren zu etwa gleichen Teilen im linken und rechten Vorhof. Für die Differenzierung zwischen den verschiedenen Weichteiltumoren gilt Gleiches wie für Weichteilsarkome anderer Lokalisationen (Weiss 1994).

Bei *malignen Tumoren des Perikards* handelt es sich in erster Linie um maligne Mesotheliome (9050/3). Sie gleichen histologisch den entsprechenden Tumoren der Pleura (s. S. 129). Dabei ist zu beachten, dass ein Mesotheliom des Perikards überwiegend die sekundäre Ausbreitung eines Pleuramesothelioms ist und primäre Perikardmesotheliome die große Ausnahme darstellen. Nur 2% aller diffusen malignen Mesotheliome entstehen im Perikard. Dabei ist der Zusammenhang zwischen Asbest und Perikardmesotheliom wahrscheinlich, aber nicht mit gleicher Sicherheit erwiesen wie beim Pleuramesotheliom (Battifora u. McCaughey 1995). Im Vordergrund steht die Ummauerung des Herzens und der großen Gefäße, das Myokard ist oft herdförmig befallen, aber kaum je bis zum Endokard. Häufig breiten sich die Mesotheliome kontinuierlich in die angrenzende

Pleura und das Mediastinum, selten in das Bauchfell aus. Mediastinale Lymphknotenmetastasen sind selten. Vereinzelt wurden auch submesotheliale Angiosarkome (9120/3) des Perikards beschrieben.

Die meisten malignen Herztumoren werden in einem fortgeschrittenen Stadium diagnostiziert, kurative Resektionen sind die große Ausnahme. Bei nahezu allen Patienten ist der Verlauf fatal (Hasse 1998; Perchinski et al. 1997; Sack u. Hagl 1998).

7 Sonstige maligne Tumoren des Mediastinums

Hier sind zu nennen:

1) maligne Keimzelltumoren (germinale Tumoren),
2) maligne neurogene Tumoren,
3) andere maligne Weichteiltumoren,
4) Ektope maligne Tumoren von Schilddrüse und Nebenschilddrüse.

Bezüglich maligner Lymphome wird auf den entsprechenden Band dieser Buchreihe verwiesen.

7.1 Maligne Keimzelltumoren (germinale Tumoren)
(Bokemeyer et al. 2001; Hall et al. 2000; Moran u. Suster 1997; Moran et al. 1997a,b; Rosai 1996; Rosai et al. 1992; Rosai u. Sobin 1999; Shimosato u. Mukai 1997)

- Nach älterem Schrifttum Mediastinum häufigster Sitz extragonadaler Keimzelltumoren; in einer neuen internationalen Multizenterstudie (Bokemeyer et al. 2001) Mediastinum und Retroperitoneum gleich häufig betroffen.
- Bevorzugtes Alter 3. Dekade.
- Starkes Überwiegen der Männer (~8:1; Mack 1995).
- Lokalisation im oder angrenzend an Thymus.
- Tumorgröße median 4–5 cm (Bokemeyer et al. 2001).
- Stets Metastasen entsprechender Primärtumoren in Hoden bzw. Ovar ausschließen!
- Vermehrtes Vorkommen bei Klinefelter-Syndrom (Lachman et al. 1986).
- Assoziation mit hämatologischen Erkrankungen wie akuten Leukämien oder systemischen Thrombozytosen (de Ment 1990; Rosai 1996; Rosai et al. 1992).

- Histologische Klassifikation wie bei Keimzelltumoren von Hoden und Ovar (Rosai u. Sobin 1999):
- 1) Uniform strukturierte Keimzelltumoren:
    Seminom (Germinom): 9061/3
    Embryonalkarzinom: 9070/3
    Dottersacktumor: 9071/3
    Chorionkarzinom: 9100/3
    Teratome:
    - reif (benigne): (9080/0)
    - unreif (immatur): 9080/3
    - mit Sarkom: 9084/3
- 2) Pluriform strukturierter Keimzelltumor:
    Germinaler Mischtumor: 9085/3
    Anteile der einzelnen Tumorzelltypen im Schrifttum unterschiedlich, Seminom praktisch ausschließlich bei Männern (zwischen 15 und 50% [Bokemeyer et al. 2001]).
- Differenzialdiagnose Seminom vs. lymphoepitheliomähnliches Thymuskarzinom wegen unterschiedlicher Radiosensitivität wichtig. Hierbei EMA und plazentare alkalische Phosphatase hilfreich.
- Vorschlag von Morak u. Suster (1997) sowie von Cefaro et al. (1988) zum klinischen Staging maligner Keimzelltumoren s. S. 173.
- Bei Diagnose sind nichtseminomatöse Tumoren nur in 40%, Seminome in etwa 70–80% im klinischen Stadium I (Moran u. Suster 1997; Moran et al. 1997a, b).
- Prognose wird entscheidend bestimmt vom histologischen Typ (reines Seminom/andere Typen) und vom Stadium der Ausbreitung:
    - Reines Seminom: 80% und mehr Heilungen (Goss et al. 1944; Nichols 1991), 5-Jahres-Überlebensraten 88–100% (Kersh et al. 1990).
    - Sonstige: 5-Jahres-Überlebensraten etwa (45–)50–60% (Ganjoo et al. 2000; Hartmann et al. 2002; Wright et al. 1995).
    Weitere ungünstige Prognosefaktoren: Alter von mehr als 29 Jahren, Erhöhung von beta-HCG (Hartmann et al. 2002). Auch der histopathologische Befund bei Resektion eines chemotherapierten Resttumors ist prognostisch von Bedeutung: Die Prognose ist am günstigsten, wenn nur Nekrose gefunden wird, relativ günstig, wenn nur reifes Teratom nachzuweisen ist.
    Prognose nichtseminomatöser maligner Keimzelltumoren des Mediastinums ungünstiger als jener des Hodens.

7.2 Maligne neurogene Tumoren
(Enzinger u. Weiss 1995; Hall et al. 2000; Rosai et al. 1992; Shimosato u. Mukai 1997; Weiss 1994)

- Vorwiegend im hinteren, gelegentlich auch im mittleren Mediastinum (N. vagus oder N. phrenicus) oder von Interkostalnerven der Brustwand ausgehend.
- Histologische Typen (Details bei Weiss 1994):
  a) Tumoren des sympathischen Nervensystems:
     - Neuroblastom (9500/3): vor allem bei Kindern, am häufigsten in früher Kindheit, 2-Jahre-Überlebensraten 60%, Prognose abhängig vom Alter (günstigere Prognose, wenn jünger als 2 Jahre) und vom Stadium. Mediastinale Neuroblastome in der Regel mit besserer Prognose als abdominale, wahrscheinlich weil in früherem Stadium diagnostiziert und histologisch besser differenziert (Enzinger u. Weiss 1995).
     - Ganglioneuroblastom (9490/3): Prognose wesentlich besser als bei Neuroblastom, 5-Jahres-Überlebensraten über 80%.
  b) Tumoren der peripheren Nerven (meist nach 20. Lebensjahr):
     - Maligner peripherer Nervenscheidentumor (MPNST) (9540/3): solitär oder (häufiger) bei Neurofibromatose Typ 1, in letzterem Fall extrem schlechte Prognose. Manche dieser Tumoren mit glandulärer Differenzierung (Code-Nummer davon nicht beeinflusst).
     - Maligner peripherer Nervenscheidentumor mit rhabdomyoblastischer Differenzierung (sog. maligner Triton-Tumor).
  c) Weitere extrem seltene Tumortypen:
     - Primitiver neuroektodermaler Tumor (PNET) (9473/3)
     - Mediastinales Ependymom (9391/3)

7.3 Sonstige maligne mesenchymale Tumoren

Histologische Klassifikation entsprechend WHO-Klassifikation der Weichteiltumoren (Weiss 1994).

Beobachtete Tumortypen (Literatur bei Enzinger u. Weiss 1995; Rosai 1996; Rosai u. Sobin 1999; Shimosato u. Mukai 1997):

- Angiosarkom (9120/3)
- Malignes fibröses Histiozytom (8830/3)

- Liposarkom (8850/3): z. T. als multizentrische Erkrankung kombiniert mit Liposarkom des Oberschenkels oder des Retroperitoneums
- Thymoliposarkom: Liposarkom mit Einschluss von Läppchen von Thymusparenchym und in inniger anatomischer Beziehung zum Thymusstroma, in der Regel gut differenziert, in der ICD-O-3 keine eigene Code-Nummer, nach WHO-Klassifikation mit 8850/3 zu verschlüsseln, als eigener Typ bei Rosai u. Sobin 1999 geführt
- Chondrosarkom (9220/3)
- Synovialsarkom (9040/3)
- Rhabdomyosarkom (8900/3)
- Leiomyosarkom (8890/3)
- Fibrosarkom (8810/3)
- Malignes Mesenchymom (8990/3)

7.4 Ektopische Schilddrüsen- und Nebenschilddrüsentumoren

- Extrem selten (Murphy et al. 1986; Rosai 1996; Rosai et al. 1992)
- Stets abzugrenzen von entsprechenden primär zervikalen Tumoren mit substernaler Ausbreitung

8 Klinische Anwendung: Algorithmen zu Diagnose und Therapie

8.1 Diagnostik

Überlegenes und zentrales diagnostisches Instrument ist die Computertomographie des Thorax unter Kontrastmitteldarstellung der großen Gefäße. Alle übrigen Methoden dienen der Ergänzung und der Beantwortung von nicht restlos geklärten Fragestellungen. Hierzu zählen im Rahmen einer weiterführenden Diagnostik:

- Arteriographie
- Phlebographie/Kavographie
- Echokardiographie
- Transösophageale Echokardiographie
- Ventrikulographie

Weiterführende Laboruntersuchungen entsprechend der Topographie, der klinischen Symptome und der Altersgruppe der betroffenen Patienten:

- Acetylcholinrezeptorantikörper: Thymustumoren
- Alpha-Fetoprotein: Keimzelltumor
- Beta-HCG: Keimzelltumoren
- CEA: Keimzelltumoren
- Vanillin-Mandelsäure: kindliche Neuroblastome

Nuklearmedizinische Methoden können indirekte Hinweise auf Malignität ergeben:

- Positronenemissionstomographie als Malignitätsindikator
- Jod-131-Metaiodobenzylguanidine-Szintigraphie (malignes Phäochromozytom; Jirari et al. 1999)

Für die histologische Klärung stehen zur Verfügung:

- Perkutane Feinnadelbiopsie, perkutane Stanzbiopsie
- Mediastinoskopie klassisch (maligne Lymphome)
- Mediastinoskopie retrosternal/anterior (Thymusloge)
- Tracheobronchoskopie
- Ösophagoskopie
- Perikardioskopie
- Thorakoskopie

Angesichts der Vielfalt mediastinaler Tumoren mit teilweise sehr geringer Inzidenz werden stets Fälle verbleiben, in denen die Diagnose eines malignen mediastinalen Tumors präoperativ nicht gestellt werden kann und sich erst unter diagnostischer und/oder therapeutischer Thorakotomie ergibt.

8.2 Therapie maligner epithelialer und neuroendokriner Thymustumoren (Abb. III.8.1)

Bei scharfer Begrenzung von Thymustumoren in der CT-Darstellung sollte unabhängig von der Klinik a priori die Resektion durch eine mediane Sternotomie erfolgen. Ausnahme: positiver NSE-Befund als Hinweis für kleinzelliges Thymuskarzinom. Nicht nur der Tumor, sondern das gesamte Thymusorgan müssen entfernt werden. Beide Pleurahöhlen müssen eröffnet, die Nn. phrenici aber geschont werden.

Bei Patienten mit Myasthenia gravis wird die antimyasthenische Behandlung mit Mestinon, ggf. Cortison, ggf. Azothiaprin in der präoperativen Dosierung und Darreichungsform weitergeführt. Bei der Anästhesie wird möglichst auf jede muskelrelaxierende Medikation vollständig verzichtet.

Bei Tumoren unscharfer Begrenzung empfiehlt sich die Sicherung der präoperativen Histologie unter Vermeidung einer Kontamination der Pleurahöhlen. Die Gewebegewinnung sollte daher strikt unter Umgehung der Pleuraräume erzielt werden.

Für Thymustumoren im Stadium III und IV wird die Bedeutung neoadjuvanter Chemo-/oder Radiotherapie unterschiedlich beurteilt. Erscheint die Resektion unter Mitnahme angrenzend infiltrierter Strukturen technisch gut möglich, wird überwiegend die primäre vollständige Resektion

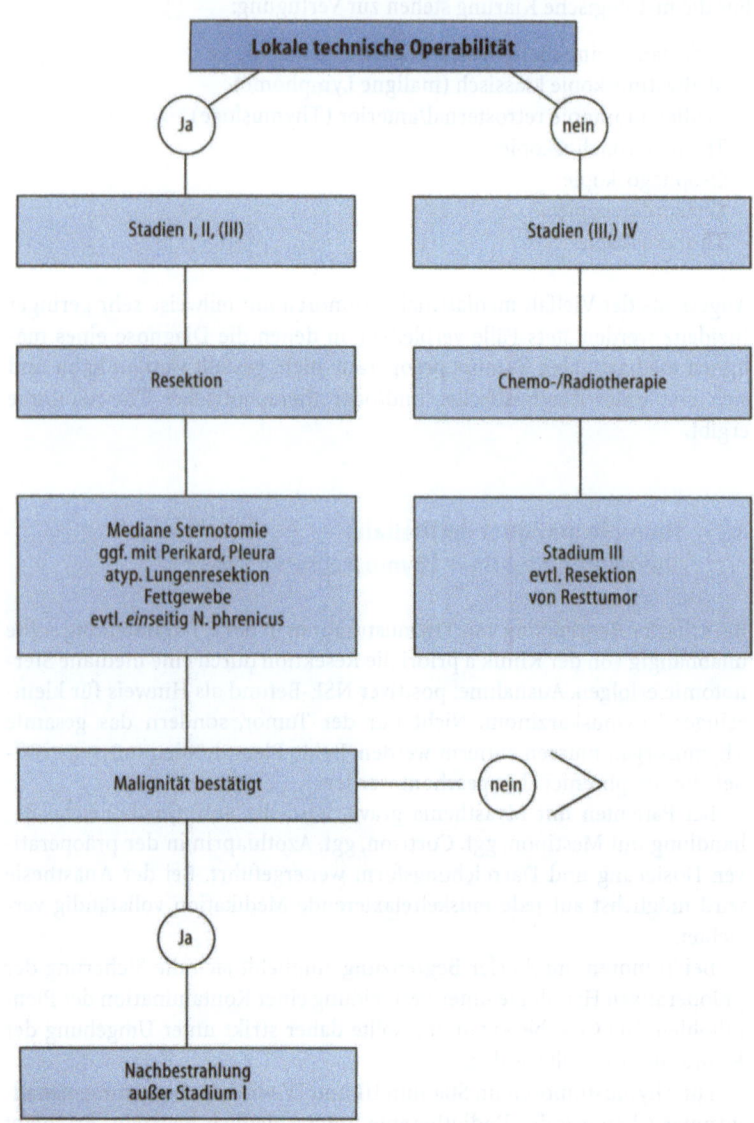

Abb. III.8.1. Behandlungsstrategie bei Thymustumoren

favorisiert, gefolgt von adjuvanter Radiotherapie. Nachbestrahlung ist ein essenzieller Bestandteil der Behandlung bei allen invasiven Thymomen (Bacha et al. 1998). Bei inoperablen Thymustumoren und Metastasierung sind Erfolge mit aggressiver Radio-/Chemotherapie möglich (Blumberg et al. 1995; Yagi et al. 1996; Venuta et al. 1997; Lucchi et al. 2001).

Chemotherapie

Die in chemotherapeutischen Studien meist kombiniert eingesetzten Chemotherapeutika sind Cisplatin, Doxorubicin, Vincristin und Cyclophosphamid mit Ansprechraten bis 92% und kompletten Remissionen bis 43% (Johnson et al. 2001).

Für lokale Rezidive und regionäre Metastasen nach früher resezierten Thymomen sind multimodale Behandlungen einschließlich erneuter Resektion erfolgreich durchgeführt worden. In Studien wurden kombinierte Verfahren mit hyperthermer lokaler Chemotherapie angewendet (Regnard et al. 1997; Refaely et al. 2001). In therapierefraktären Situationen fortgeschrittener Thymustumoren lässt sich Tumorprogredienz durch das Somatostatinanalogon Octreotid subkutan in Kombination mit Prednison aufhalten (Palmieri et al. 2002; Abb. III.8.2).

Myasthenia gravis

Nur etwa die Hälfte der Patienten mit Myasthenia gravis verspüren eine Verminderung ihrer Symptome. Bei der Indikation zur Operation muss daher der Aspekt der möglichst vollständigen Resektion eines (potenziell) malignen Tumors betont werden (Moore et al. 2001).

8.3 Therapie maligner Tumoren des Herzens

Maligne primäre Tumoren des Herzens sind selten. Standardtherapien sind nicht etabliert. Aus der Vielzahl von Einzelbeobachtungen mit erfolgreichen Langzeitresultaten lassen sich die folgenden Regeln ableiten:

Bevorzugte Therapie ist die Resektion bei technischer Operabilität unter Anwendung der Herz-Lungen-Maschine. Große Tumoren (Rhabdomyosarkome), die ausgedehnt das Ventrikelmyokard besetzen, sind inoperabel. In

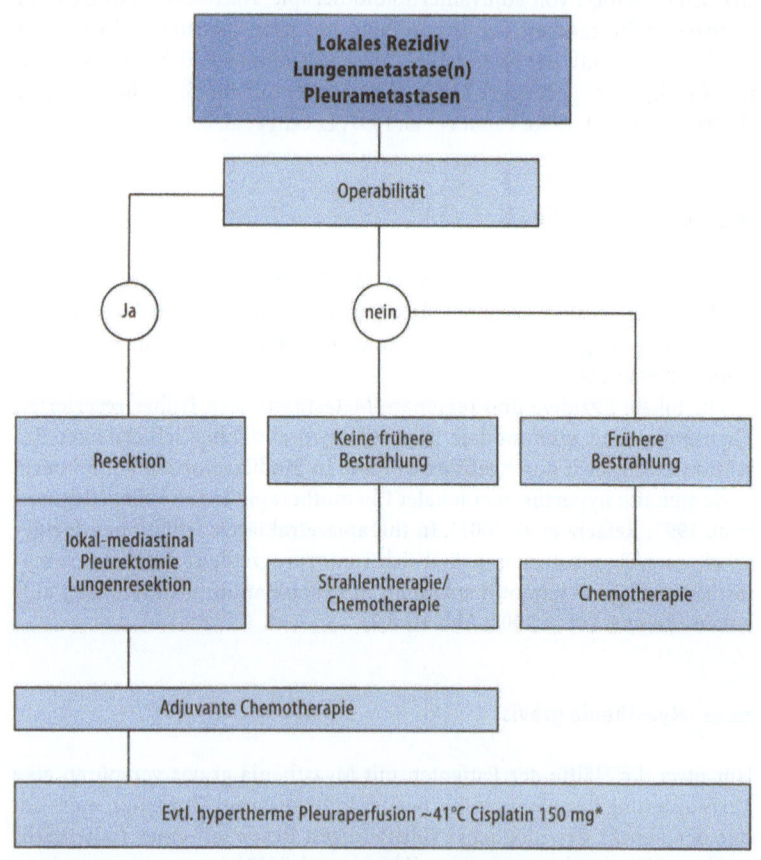

Abb. III.8.2. Therapiemöglichkeiten bei Rezidiven und/oder regionalen Metastasen von malignen Thymustumoren. (*Refaely et al. 2001)

speziellen Fällen schwieriger In-situ-Lokalisation ist die Autotransplantation zur Anwendung gekommen (Conklin u. Reardon 2002), die eine Tumorresektion am explantierten und anschließend replantierten Herzen ermöglicht. Herztransplantationen sind ebenfalls in Einzelfällen unter begleitender systemischer Chemotherapie vorgenommen worden (Michler u. Goldstein 1997; Abb. III.8.3).

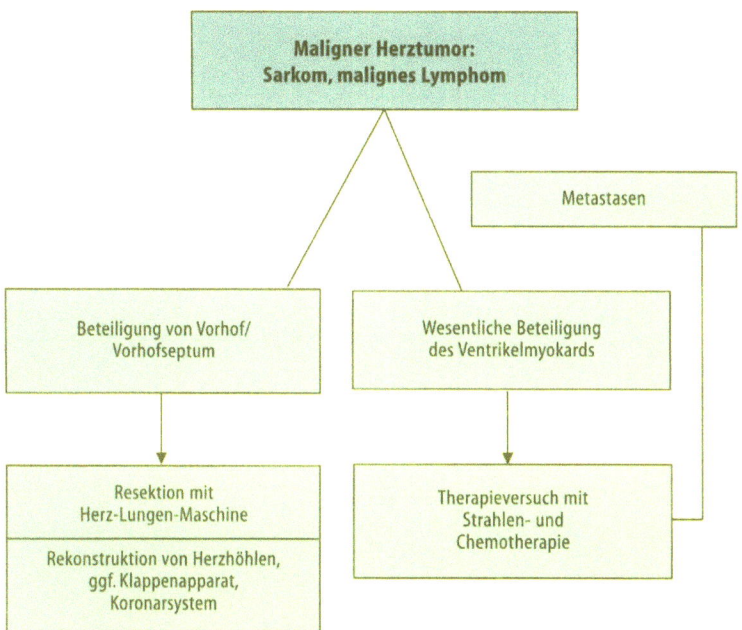

Abb. III.8.3. Therapie maligner Tumoren des Herzens (keine Standardtherapie)

▬ Chemotherapie

Eine Reihe von Substanzen ist zur Anwendung gekommen, darunter Doxorubicin-basierte Kombinationen (Michler u. Goldstein 1997), Kombinationen von Cyclophosphamid, Vincristin, Dacarbacine, Ifosfamid, Methotrexat und Vincristin (Llombart-Cussac et al. 1998).

8.4 Therapie sonstiger maligner Mediastinaltumoren

▬ Keimzelltumoren

Maligne nichtseminomatöse Keimzelltumoren (Abb. III.8.4) lassen sich unschwer durch die Markerkonstellation AFP, Beta-HCG diagnostizieren. An-

III. Tumoren des Mediastinums

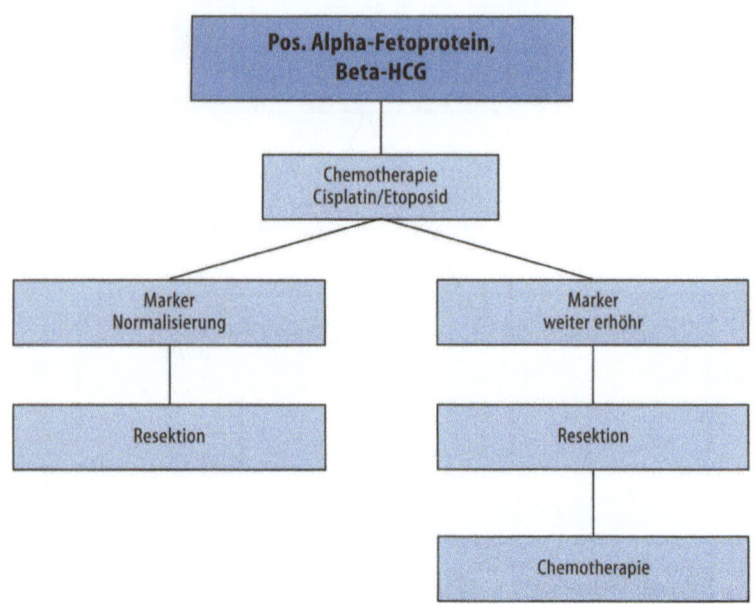

Abb. III.8.4. Patienten mit malignen Keimzelltumoren

gesichts der hohen Remissionsrate gilt für nichtseminomatöse Keimzelltumoren die primäre Chemotherapie als obligatorische neoadjuvante Behandlung. Es werden Kombinationen mit Cisplatin/Etoposid angewendet (Kesler et al. 1999). Residualtumor wird reseziert. Die Radikalität der Resektion muss dann eingeschränkt werden, wenn die Nn. phrenici vom Tumor umwachsen werden. In ausgewählten Fällen ist die Resektion *eines* N. phrenicus zulässig. Der pulmonale Funktionsverlust kann durch Zwerchfellduplikatur vermindert werden. Teilresektion primär infiltrierter Lungenabschnitte können zur Sicherung der Radikalität notwendig sein. Gleiches gilt unter Umständen für infiltrierte mediastinale Venen (V. anonyma, V. cava).

Ohne Resektion sind nach erfolgreicher Chemotherapie mit vollständigem Rückgang der zuvor erhöhten Tumormarker schwere Kompressionssyndrome beobachtet worden. Sie beruhen auf der Entwicklung zuweilen riesiger reifer Teratome („mediastinal growing teratoma syndrome"; Afifi et al. 1997; Walsh et al. 2000).

Neurogene Tumoren

Die überwiegend das hintere Mediastinum besetzenden Neuroblastome haben insbesondere im Säuglingsalter größere klinische Bedeutung. Sie können sich in den ersten Lebensmonaten zu riesigen extrapleuralen Prozessen entwickeln. Entsprechend stehen klinisch die Dyspnoe und durch Dyspnoe bedingte Trinkschwäche im Vordergrund, nicht aber allgemeine Zeichen einer Tumorkrankheit. Die Therapie besteht in der transpleuralen Exstirpation, die zur unmittelbaren Wiederbelüftung der komprimierten Lunge führt. Eine R0-Resektion ist häufig nicht möglich und braucht im 1. Lebensjahr auch nicht erzwungen zu werden (Ribet u. Cardot 1994; Kaneko et al. 1998). Unter Chemotherapie kommt es zu definitiver Heilung.

Die Radiotherapie von Neuroblastomen ist wirksam, muss aber bei Kindern unter 5 Jahren mit Rücksicht auf mögliche Wachstumsstörungen und Lungenfibrose zurückhaltend eingesetzt werden. Es werden Dosen von 25–35 Gy empfohlen (Lemoine u. Montupet 1991).

9 Klinische Information für die histopathologische Untersuchung

Bei allen histopathologischen Untersuchungen von Material aus Mediastinaltumoren (Biopsien aller Art und Resektate) sind Angaben erforderlich zu:

- Lokalisation des Tumors: oberes, vorderes, mittleres, hinteres Mediastinum.
- Verhalten des Tumors zur Nachbarschaft: Intakte Kapsel oder Invasion der Nachbarschaft? Feste Adhäsionen zur Nachbarschaft? Welche Organe befallen?
- Lymphknotenvergrößerungen: bestimmte Regionen, generalisiert?
- Fernmetastasen?
- Allgemeinsymptome: Myasthenia gravis, andere paraneoplastische Syndrome?
- Vorangegangene Kortikosteroidbehandlung? In diesen Fällen findet sich im Tumorgewebe eine Verarmung an Lymphozyten, was bei der histologischen Typisierung zu berücksichtigen ist (Kirchner et al. 1992)

10 Dokumentation

10.1 Minimaldokumentation

Entsprechend der Tumorbasisdokumentation (Dudeck et al. 1999) sind zur Tumorklassifikation zu dokumentieren:

1. Lokalisation des Primärtumors
2. Histologischer Tumortyp einschließlich Angaben über etwaige Bestätigung der Tumorhistologie durch andere Institutionen
3. Histopathologisches Grading
4. Anatomische Ausbreitung vor Therapie
   Sofern eine TNM-Klassifikation vorgesehen ist:
   - Klinischer TNM-Befund
   - Pathologischer TNM-Befund (pTNM)
   - Definitives M (Gesamt-M)[1]
   - Definitives Stadium

   In anderen Fällen andere Stagingsysteme oder allgemeine Angaben zur Tumorausbreitung wie lokalisiert/regionär/disseminiert
5. Weitere Angaben zu regionären Lymphknoten:
   - Zahl untersuchter regionärer Lymphknoten
   - Zahl befallener regionärer Lymphknoten
6. Weitere Angaben zu Fernmetastasen:
   - Lokalisation
7. Anatomische Ausbreitung nach Therapie:
   - Residualtumor- (R-)Klassifikation
   - Lokalisation des Residualtumors

---

[1] Bei Unterschieden zwischen der klinisch festgehaltenen M-Kategorie und der pathologischen pM-Kategorie ist jeweils im Einzelfall unter Berücksichtigung der klinischen Gesamtsituation festzuhalten, welche Kategorie für die Gesamtbeurteilung gilt und bei der definitiven Stadiengruppierung maßgeblich ist.

Bezüglich „European Thoracic Surgery Minimum Dataset" s. Abschnitt Lunge, S. 111.

10.2 Erweiterte Dokumentation

Weitere zusätzlich zur Minimaldokumentation abzufragende Items sind – soweit sie die Tumorklassifikation betreffen – in Tabelle III.10.1 aufgelistet.

Tabelle III.10.1. Weitere Sachverhalte zur Tumorklassifikation bei erweiterter Tumordokumentation

Lokalisation
Welche Kompartimente des Mediastinums sind vor allem befallen, welche mitbefallen?

Makroskopische Befunde
Größter Tumordurchmesser (dreidimensional)
Solitäre oder multiple Tumorknoten?
Lobulärer Bau?
Ausgeprägte zystische Umwandlung: partiell, subtotal
Nekrosen: umschrieben, ausgedehnt, subtotal

Histomorphologie
Bei pluriform gebauten Tumoren: prozentuale Anteile der einzelnen Komponenten
Entzündliche Stromareaktion: ausgeprägt, mäßiggradig, geringgradig, fehlend
Desmoplastische Stromareaktion: keine oder nicht ausgeprägt, ausgeprägt
Bei sarkomatoidem Thymuskarzinom: spezifische mesenchymale Differenzierungen: Skelettmuskulatur, Knorpel

Tumorausbreitung/Allgemeines
Bei Thymustumoren: Klassifikation nach Masaoka et al. (1981), GETT-Klassifikation (Guerin et al. 1984; Levasseur et al. 1984) und Gruppeneinteilung nach Chen et al. 2002
Bei Keimzelltumoren: Klassifikation nach Moran u. Suster (1997)
Bei malignen Lymphomen: Ann-Arbor-Klassifikation (UICC 1997, 2002)

Tumorausbreitung/Primärtumor
Bei Thymustumoren:
  Klassifikation nach WHO (Rosai u. Sobin 1999)
  Begrenzung: verdrängend, infiltrativ
Lymphgefäßinvasion: L0, nein, L1, ja
Veneninvasion: V0, nein, V1, mikroskopisch, V2, makroskopisch
Perineuralinvasion: Pn0, nein, Pn1, ja
Implantate: Pleura, Perikard?

Tumorausbreitung/regionäre Lymphknoten
Extrakapsuläre Ausbreitung?
Größter Durchmesser der größten regionären Lymphknotenmetastase

Falls neoadjuvante Therapie
Ausmaß der histologischen Tumorregression?
Bei Keimzelltumoren: welche Tumorkomponenten vorhanden?

Literatur

Afifi HY, Bosl GJ, Burt ME (1997) Mediastinal growing teratoma syndrome. Ann Thorac Surg 64:359-362
Allen DC (2000) Histopathology reporting. Guidelines for surgical cancer. Springer, London Berlin Heidelberg
Bacha EA, Chapelier AR, Macchiarini P et al. (1998) Surgery for invasive primary mediastinal tumors. Ann Thorac Surg 66:234-239
Battifora H, McCaughey WTE (1995) Tumors of the serosal mebranes. Atlas of tumor pathology, 3rd ser, fasc.15. AFIP, Washington DC
Begg CB, Cramer LD, Venkatraman ES, Rosai J (2000) Comparing tumor staging and grading: a case study and an review of the issues, using thymoma as a model. Statist Med 19:1997-2014
Bernatz PE, Harrison EG, Glagett OT (1961) Thymoma. A clinicopathologic study. J Thorac Cardiovasc Surg 42:424-444
Blumberg D, Port J, Weksler B et al.(1995) Thymoma: a multivariate analysis of factors predicting survival. Ann Throac Surg 60:908-913
Bokemeyer C, Droz JP, Horwich A et al. (2001) Extragonadal seminoma. An international multicenter analysis of prognostic factors and long term treatment outcome. Cancer 91:1394-1401
Burke A. Vimani R (1996) Tumors of the heart and great vessels. Atlas of tumor pathology, 3rd ser, fasc 16. AFIP, Washington DC
Cefaro GA, Luzi S, Turriziona A, Salvi G, Mermiroh L (1988) Primary mediastinal seminoma. Br J Urol 62:461-464
Chen G, Marx A, Wen-Hu Ch et al. (2002) New WHO histologic classification predicts prognosis of thymic epithelial tumors. A clinicopathologic study of 200 thymoma cases from China. Cancer 95:420-429
Conklin CD, Reardon MJ (2002) Autotransplantation of the heart for primary cardiac malignancy: development and surgical technique. Tex Heart Inst J 29:105-108
de Perrot M, Spiliopoulos A, Fischer S et al. (2002) Neuroendocrine carcinoma (carcinoid) of the thymus associated with Cushing's syndrome. Ann Thorac Surg 73:675-681
Dudeck J, Wagner G, Grundmann E, Hermanek P (1999) Basisdokumentation für Tumorkranke, 5. Aufl. Zuckschwerdt, München Bern Wien New York
Enzinger FM, Weiss SW (1995)Soft tissue tumors, 3rd edn. Mosby, St. Louis
Feneis H (1993) Anatomisches Bildwörterbuch der Internationalen Nomenklatur, 7. Aufl. Thieme, Stuttgart New York

Fritz A, Percy C, Jack A, Shanmugaratnam K, Sobin L, Parkin DM, Whelan S (2000) International classification of diseases for oncology (ICD-O), 3rd edn. WHO, Geneva

Ganjoo KN, Riger KM, Kesler KA, Sharma M, Heilman DK, Einhorn LH (2000) Results of modern therapy for patients with mediastinal nonseminomatous germ cell tumors. Cancer 88:1051–1056

Gawrychowski J, Rokicki M, Gabriel A, Lackowska B, Czyzewski DI (2000) Thymoma – the usefulness of some prognostic factors for diagnosis and surgical treatment. Eur J Surg Oncol 26:203–208

Goss PE, Schwertfeger L, Blackstein ME et al.(1994) Extragonadal germ cell tumors: a 14-year Toronto experience. Cancer 73:1971–1979

Gripp S, Hilgers K, Wurm R, Schmitt G (1988) Thymoma. Prognostic factors and treatment outcome. Cancer 83:1495–1503

Guerin R, Malhaire J, Touboul E et al.(1984) Radiotherapy of lymphoepithelial thymomas. Results in 29 cases. J Eur Radiother 5:309–316

Hall TB, Drury AE, Macvicar D (2000) Uncommon malignant diseases of the thorax. Imaging 12:130–140

Hartmann JT, Nichols C, Droz J-P et al.(2002) A novel prognostic model for the outcome of patients with mediastinal nonseminoma. J Cancer Res Clin Oncol 128:104

Hasse J (1998) Tumoren des Perikards und des Zwerchfells. In: Drings P, Vogt-Moykopf I (Hrsg) Thoraxtumoren. Diagnostik – Staging – gegenwärtiges Therapiekonzept, 2. Aufl. Springer, Berlin Heidelberg New York, pp 497–502

Hejna M, Haberl I, Raderer M (1999) Non-surgical management of malignant thymoma. Cancer 85:1871–1884

Hofmann WJ, Otto HF (1998) Pathologische Anatomie der Mediastinaltumoren. In: Drings P, Vogt-Moykopf I (Hrsg) Thoraxtumoren. Diagnostik – Staging – gegenwärtiges Therapiekonzept, 2. Aufl. Springer, Berlin Heidelberg New York, pp 507–520

Jirari A, Charpentier A, Popescu S et al. (1999) A malignant primary cardiac pheochromocytoma. Ann Thorac Surg 68:565–566

Johnson SB, Eng TY, Giaccone G, Thomas CR (2001) Thymoma: update for the new millennium. Oncologist 6:239–246

Kaneko M, Iwakawa M, Ikebukoro K, Ohkawa H (1998) Complete resection is not required in patients with neuroblastoma under 1 year of age. J Pediatr Surg 33:1690–1694

Kersh CR, Constable WC, Hahn SS et al. (1990) Primary malignant extragonadal germ cell tumors. Cancer 65:2681–2685

Kesler KA, Rieger KM, Ganjoo KN et al. (1999) Primary mediastinal nonseminomatous germ cell tumors: the influence of postchemotherapy pathology on long term survival after surgery. J Thorac Cardiovasc Surg 118:692–701

Kirchner T, Schalke B, Buchwald J, Ritter M, Marx A, Müller-Hermelink HK (1992) Well-differentiated thymic carcinoma. An organotypic low-grade carcinoma with relationship to cortical thymoma. Am J Surg Pathol 16:1155–1169

Lachmann MF, Kim K, Koo B-C (1986) Mediastinal teratoma associated with Klinefelter's syndrome. Arch Pathol Lab Med 110:1067–1071

Lattes R (1962) Thymoma and other tumors of the thymus. An analysis of 107 cases. Cancer 15:1224–1260

Lattes R, Jonas S (1957) The pathological and clinical features in eighty cases of thymoma. Bull NY Acad Med 33:145–147

Lemoine G, Montupet P (1991) Mediastinal tumors in infancy and childhood. In: Fallis JC, Filler RM, Lemoine G (eds) Pediatric thoracic surgery. Elsevier, New York, p 258–273

Levasseur P, Duhan M, Rojas-Miranda A, Dartevelle P, Regnard JF, Verley JM, Merlier M (1984) Resultats et facteurs prognostiques des thymomes opérés. Rev Pneumol Clin 40:279–284

Levine GD, Rosai J (1978) Thymic hyperplasia and neoplasm. A review of current concepts. Hum Pathol 9:495–515

Lewis J, Wick M, Scheithauer B et al. (1987) Thymoma. A clinicopathologic review. Cancer 60:2727–2743

Llombart-Cussac A, Pivot X, Contesso G et al. (1998) Adjuvant chemotherapy for primary cardiac sarcomas: the IGR experience. Br J Cancer 78:1624–1628

Lucchi M, Mussi A, Basolo F et al. (2001) The multimodality treatment of thymic carcinoma. Eur J Cardiothorac Surg 19:566–569

Mack TM (1995) Sarcomas and other malignancies of soft tissue, retroperitoneum, peritoneum, pleura, heart, mediastinum and spleen. Cancer 75:211–244

Marino M, Müller-Hermelink HK (1985) Thymoma and thymic carcinoma. Virch Arch (Pathol Anat) 407:119–149

Masaoka A, Monden Y, Nakahara K, Tanoika T (1981) Follow-up study of thymomas with special reference to their clinical stage. Cancer 48:2485–2492

de Ment SH (1990) Association between mediastinal germ cell tumors and hematologic malignancies: an update. Hum Pathol 21:699–703

Michler RE, Goldstein DJ (1997) Treatment of cardiac tumors by orthotopic cardiac transplantation. Semin Oncol 24:534–539

Moore KH, Mc Kenzie PR, Kennedy CW, McCaugham BC (2001) Thymoma: trends over time. Ann Thorac Surg 72:203–207

Moran CA, Suster S (1997) Primary germ cell tumors of the mediastinum. I. Analysis of 322 cases with special emphasis on teratomatous lesions and a proposal for histopathologic classification and clinical staging. Cancer 80:681–690

Moran CA, Suster S, Przygodzki RM, Koss MN (1997a) Primary germ cell tumors of the mediastinum. II: mediastinal seminomas. Cancer 80:691–698

Moran CA, Suster S, Koss MN (1997b) Primary germ cell tumors of the mediastinum. III. Yolk sac tumor, embryonal carcinoma, choriocarcinoma, and combined nonteratomatous germ cell tumors of the mediastinum. Cancer 80:699–707

Müller-Hermelink HK, Marino M, Palestro G, Schumacher U, Kirchner Th (1985) Immunohistological evidences of cortical and medullary differentiation in thymoma. Virch Arch (Pathol Anat) 408:143–161

Murphy MN, Glennon PG, Diocee MS, Wick MR, Cavers DJ (1986) Nonsecretory parathyroid carcinoma of the mediastinum. Cancer 58:2468–2476

Nichols CR (1991) Mediastinal germ cell tumors. Clinical features and biologic correlates. Chest 99:472–479

Ogawa K, Toita T, Uno T et al. (2002) Treatment and prognosis of thymic carcinoma. Cancer 94:3115–3119

Okumura M, Ohta M, Tateyama K et al. (2002) The World Health Organization histologic classification system reflects the oncologic behaviour of thymoma. A clinical study of 273 patients. Cancer 94:624–632

Otto HF (1998) Pathologie des Thymus, 2. Aufl. In: Seifert G (Hrsg) Spezielle pathologische Anatomie Band 17. Springer, Berlin Heidelberg New York

Otto HF (1999) Thymus. In: Remmele W (Hrsg) Pathologie, 2. Aufl. Band 1. Springer, Berlin Heidelberg New York Tokyo, pp 659–687

Palmieri G, Montella L, Martignetti A et al. (2002) Somotostatin analogs and prednisone in advanced refractory thymic tumors. Cancer 94:1414–1420

Pan C-C, Chen PC-H, Wang L-S, Chi K-H, Chiang H (2001) Thymoma is associated with an increased risk of second malignancy. Cancer 92:2406–2411

Pansky B (1996) Review of gross anatomy, 6th edn. McGraw-Hill, New York, p 359

Perchinski MJ, Lichtenstein SV, Tyers GFO (1997) Primary cardiac tumors. Forty years experience with 71 patients. Cancer 79:1809–1815

Pescarmona E, Rendina E, Venuta F et al. (1990) Analysis of prognostic factors and clinoco-pathological staging of thymoma. Ann Thorac Surg 50:543–538

Refaely Y, Simansky DA, Paley M et al. (2001) Resection and perfusion thermochemotherapy: a new approach for the treatment of thymic malignancies with pleural spread. Ann Thorac Surg 72:366–370

Regnard JF, Zinzindohoue F, Magdeleinat P et al. (1997) Results of resection for recurrent thymomas. Ann Thor Surg 64:1593–1598

Ribet ME, Cardot GR (1994) Neurogenic tumors of the thorax. Ann Thorac Surg 58:1091–1095

Rosai J (1996) Ackerman's surgical pathology, 8th edn. Mosby, St. Louis, pp 435–491

Rosai J, Levine GD (1976) Tumors of the thymus. Atlas of tumor pathology, 2nd ser. Fasc. 13. AFIP, Washington DC

Rosai J, Carcangiu ML, Delellis RA (1992) Tumors of the thyroid gland. Atlas of tumor pathology, 3rd. ser, fasc 5. AFIP, Washington DC

Rosai J, Sobin LH (1999) Histological typing of tumours of the thymus, 2nd edn. WHO International Histological Classification of Tumours. Springer, Berlin Heidelberg New York Tokyo

Sack FU, Hagl S (1998) Primäre und sekundäre Tumoren des Herzens. In: Drings P, Vogt-Moykopf I (Hrsg) Thoraxtumoren. Diagnostik – Staging – gegenwärtiges Therapiekonzept, 2. Aufl. Springer, Berlin Heidelberg New York Tokyo, S 471–496

Shimosato Y, Mukai K (1997) Tumors of the mediastinum. Atlas of tumor pathology, 3rd ser, fasc. 21. AFIP Washington DC

UICC (1993) TNM supplement 1993. A commentary on uniform use. (Hermanek P, Henson DE, Hutter RVP, Sobin LH, eds.). Springer, Berlin Heidelberg New York Tokyo

UICC (1997) TNM-Klassifikation maligner Tumoren, 5. Aufl. (Wittekind Ch, Wagner G, Hrsg). Springer, Berlin Heidelberg New York Tokyo

UICC (2001a) TNM supplement, 2nd edn. A commentary on uniform usee (Wittekind Ch, Henson DE, Hutter RVP, Sobin LH, eds). John Wiley & Sons, New York

UICC (2001b) Prognostic factors in cancer, 2nd edn (Gospodarowicz MK, Henson DE, Hutter RVP, O'Sullivan B, Sobin LH, Wittekind Ch, eds). John Wiley & Sons, New York

UICC (2002) TNM classification of malignant tumours, 6th edn. (Sobin LH, Wittekind Ch, eds). John Wiley & Sons, New York

Valli M, Fabris GA, Dewar A et al. (1994) Atypical carcinoid tumours of the thymus. Histopathology 24:371–375

Venuta F, Rendina EA, Pescarmona EO et al. (1997) Multimodality treatment of thymoma: a prospective study. Ann Thorac Surg 64:1585–1592

Wagner G (1993) Tumorlokalisationsschlüssel, 5. Aufl. Springer, Berlin Heidelberg New York Tokyo

Walsh GL, Taylor GD, Nesbitt JC, Amato RJ (2000) Intensive chemotherapy and radical resections for primary non-seminomatous mediastinal germ cell tumors. Ann Thorac Surg 69:337–344

Wang L-S, Huang M-H, Lin T-S, Huang B-S, Chien K-Y (1992) Malignant thymoma. Cancer 70:443–450

Weiss SW (1994) Histological typing of soft tissue tumours, 2nd edn. WHO International Histological Classification of Tumours. Springer, Berlin Heidelberg New York Tokyo

Wick MR, Scott RE, Li CY, Craney JA (1980) Carcinoid tumors of the thymus. A clinicopathologic report of seven cases with a review of the literature. Mayo Clinic Proc 55:246–254

Wick MR, Rosai J (1988) Neuroendocrine neoplasms of the thymus. Pathol Res Pract 183:188–199

Wick MR, Rosai J (1990) Endocrine pathology of the thymus. An update: In: Lechago J, Kameya T (eds) Endocrine pathology update. Vol. 1. Field and Wood Med Publishers, New York, pp 215–236

Wright CD, Wain JC, Mathisen DJ (1995) Nonseminomatous germ cell tumors of the mediastinum. In: Wood DE, Thomas CR jr (eds) Mediastinal tumors. Springer, Berlin Heidelberg New York Tokyo, pp 43–48

Yagi K, Hirata T, Fukuse T et al. (1996) Surgical treatment for invasive thymoma, especially when the superior vena cava is invaded. Ann Thorac Surg 61:521–524

Yamakawa Y, Masaoka A, Hashimoto T, Niwa H, Muzino T, Fujii Y, Nakahara K (1991) A tentative tumour-node-metastasis classification of thymoma. Cancer 68: 1984–1987

Sachverzeichnis

Zur Kennzeichnung der Primärtumorlokalisation in Klammern zugefügte Abkürzungen:
(L) Lunge; (M) Mediastinum; (P) Pleura; (Th) Thymus

A

Adenokarzinom (L)   22, 25, 30
–, azinäres (L)   25, 30
–, gut differenziertes fetales (L)   25, 30
–, mit gemischten Subtypen (L)   25, 30
–, muzinöses (L)   25, 31
–, papilläres (L)   25, 31
–, solides mit Schleim (L)   25, 32
Anatomische Ausbreitung nach Therapie, Allgemeines   4
– (L)   72
– (M)   174
– (P)   146
Anatomische Ausbreitung vor Therapie, Allgemeines   3
– (L)   54
– (M)   170
– (P)   134
Angiosarkom (Herz)   190
– (M)   194
– (P)   128
Azinuszellkarzinom (L)   32

B

Basaloidkarzinom (L)   33
Blastom, pleuropulmonales (L)   33
–, – (P)   128

C

CASTLE s. Karzinom mit thymusähnlichen Elementen
C-Faktor (L)   68
– (P)   145
Chondrosarkom (M)   195

Chorionkarzinom (M)   193
CST-(Composite-Clinical-Severity-TNM-) System (L)   77
„Curativity"-Klassifikation, japanische (L)   74

D

Diagnostik (L)   85
– (maligner lokalisierter fibröser Pleuratumor)   154
– (malignes Pleuramesotheliom)   148
– (M)   196
Differenzierung, neuroendokrine (L)   18
DIPNECH („diffuse idiopathic pulmonary neuroendocrine cell hyperplasia") (L)   28
Dokumentation (L)   109
– (M)   205
– (P)   159
Dokumentation der histopathologischen Begutachtung (L)   110
Dokumentation, erweiterte (L)   113
– – (M)   206
– – (P)   160
Dokumentation, Allgemeines   4

E

early carcinoma (L)   14, 68
Embryonalkarzinom (M)   193
Ependymom (L)   21
Epidermoidkarzinom (Th)   180
European Thoracic Surgery Minimum Dataset   111
Extended disease (L)   69

Sachverzeichnis

F

Fibrosarkom (M) 195
Fibrosarkom, submesotheliales (P) 132
Frühkrebs (L) 14, 68

G

Ganglioneuroblastom (M) 194
Grading, Adenokarzinom (L) 51
–, Allgemeines 2
–, Karzinoide (L) 52
–, Karzinom, adenosquamöses (L) 51
–, –, großzelliges (L) 52
–, –, kleinzelliges (L) 52
–, –, mukoepidermoides (L) 52
–, –, sonstige (L) 52
–, Karzinosarkom (L) 52
–, Lungenblastom (L) 52
–, Plattenepithelkarzinom (L) 51
–, Pleuramesotheliom, malignes 133
–, Thymustumor, maligner epithelialer 182
Gruppeneinteilung, prognostische (maligne epitheliale Thymustumoren) 184
–, – (maligne neuroendokrine Thymustumoren) 189

H

Hämangioendotheliom, malignes epitheloides (P) 128
Haupttypen des Lungenkarzinoms 17, 22
Herztumoren, maligne 190, 199, 201
Histiozytom, malignes fibröses (M) 194
–, – (P) 128
Hyperplasie, atypische adenomatöse (L) 27
– neuroendokriner Zellen (L) 28

K

Karzinoid, atypisches (L) 34
–, typisches (L) 34
Karzinoidtumor (L) 35
– (Th) 186
Karzinom, adenosquamöses (L) 22, 36
–, adenozystisches (L) 36

–, basaloides (Th) 181
–, bronchioloalveoläres (L) 25, 36
–, epithelial-myoepitheliales (L) 38
–, großzelliges (L) 19, 22, 26, 39
–, – mit rhabdoidem Phänotyp (L) 26, 38
–, –, neuroendokrines (L) 26, 39
–, –, – (Th) 188
–, kleinzelliges (L) 22, 23, 40
–, – (Th) 187
–, kombiniertes großzelliges neuroendokrines (L) 22, 26, 41
–, kombiniertes kleinzelliges (L) 23, 41
–, lymphoepitheliomähnliches (L) 41
–, – (Th) 180
–, metaplastisches (Th) 181
– mit pleomorphen, sarkomatoiden und sarkomatösen Arealen (L) 22, 23
– mit Spindel- und/oder Riesenzellen (L) 42
– mit thymusähnlichen Elementen (Th) 181
–, mukoepidermoides (L) 43
–, neuroendokrines, gut differenziertes (Th) 186
–, –, intermediäres (L) 50
–, –, schlecht differenziertes (Th) 187
–, nichtkleinzelliges (L) 42
–, okkultes (L) 69
–, papilläres (Th) 181
–, peripheres kleinzelliges ähnlich Karzinoid (L) 50
–, pleomorphes (L) 23, 42
–, –, sarkomatoides (L) 50
–, polypoides (L) 50
–, sarkomatoides (L) 50
–, – (Th) 181
–, undifferenziertes (Th) 181
–, unklassifiziertes (L) 43
–, verruköses (L) 50
Karzinosarkom (L) 23, 43
– (Th) 181
Klarzelladenokarzinom (L) 25, 43
Klarzellkarzinom (L) 25, 44
– (Th) 181
Keimzelltumor, maligner (M), histologische Klassifikation 193
–, –, Klinik 192
–, –, Prognose 193
–, –, Staging 173
–, –, Therapie 201
–, pluriform strukturierte (M) 193

Klassifikation maligner Tumoren, Prinzipien 1
Klassifikationen, multidimensionale (L) 77
Klinische Information für die histopathologische Untersuchung (L) 105
- (M) 204
- (P) 158
Kolloidkarzinom (L) 50

L

Leiomyosarkom (M) 195
Limited disease (L) 69
Liposarkom (M) 195
Lokalisation des Primärtumors, Allgemeines 2
- (L) 9
- (M) 168
- (Myokard) 190
- (P) 125
Lungenblastom (L) 23, 44
Lungenblastom, epithelialer Typ (L) 50
Lungentumoren, maligne, anatomische Ausbreitung nach Therapie 72
–, –, anatomische Ausbreitung vor Therapie 54
–, –, C-Faktor 68
–, –, CST-(Composite-Clinical-Severity-TNM-) System 77
–, –, „Curativity"-Klassifikation, japanische 74
–, –, Diagnostik 85
–, –, Dokumentation 110
–, –, Dokumentation der histopathologischen Begutachtung 111
–, –, Dokumentation, erweiterte 114
–, –, early carcinoma 14, 68
–, –, extensive disease 69
–, –, Frühkrebs 14, 68
–, –, Grading 51
–, –, Haupttypen, histologische 17, 22
–, –, Klinische Information für die histopathologische Untersuchung 105
–, –, limited disease 69
–, –, Lokalisation des Primärtumors 9
–, –, Lymphknoten, regionäre 11
–, –, Lymphknotendissektion, japanische Klassifikation 74
–, –, Manchester-Score 81
–, –, makroskopische Tumortypen 14

–, –, Marburger Prognosegruppen 84
–, –, Minimaldokumentation 110
–, –, multidimensionale Klassifikationen 77
–, –, Narbenkarzinom 15, 27
–, –, paraneoplastische Syndrome 29
–, –, Prognosefaktoren, kleinzellige Karzinome 95, 96
–, –, –, nichtkleinzellige Karzinome 95, 99
–, –, –, Karzinoidtumoren 104
–, –, –, molekulare und biologische 103
–, –, Prognosegruppen, multidimensionale 77
–, –, Prognostic-Factor Risk Index 80
–, –, Prognostic- Staging-System für kleinzellige Karzinome 82
–, –, Regressionsgrading, histologisches 52
–, –, Residualtumor-(R-) Klassifikation 72
–, –, Stadiengruppierung 66
–, –, Therapie, endoskopische 93
–, –, –, Karzinoidtumoren 94
–, –, –, kleinzelliges Karzinom 87
–, –, –, nichtkleinzelliges Karzinom 89
–, –, TNM/pTNM-Klassifikation 54
–, –, Tumortyp, makroskopischer 14
–, –, Typen, histologische 30
–, –, Typing, Systematik 16
Lymphknoten, regionäre (L) 11
–, – (P) 125
Lymphknotendissektion, japanische Klassifikation (L) 74
Lymphknotengruppen s. Lymphknoten, regionäre
Lymphknotenstationen s. Lymphknoten, regionäre
Lymphome, maligne (L) 21
–, – (M) 168
–, – (P) 128
–, – (Th) 169, 172

M

Makroskopischer Tumortyp (L) 14
– – (P) 126
– – (Th) 170
Manchester- Score (kleinzelliges Lungenkarzinom) 81
Marburger Prognosegruppen (kleinzelliges Lungenkarzinom) 84

Mediastinum, Anatomie 167
Mediastinaltumoren, maligne, anatomische Ausbreitung nach Therapie 174
–, –, anatomische Ausbreitung vor Therapie 170
–, –, Diagnostik 196
–, –, Dokumentation 205
–, –, –, erweiterte 206
–, –, Häufigkeit 169
–, –, klinische Information für die histopathologische Untersuchung 204
–, –, Lokalisation des Primärtumors 168
–, –, Minimaldokumentation 205
–, –, Therapie 197, 199, 201
–, –, Tumortypen, histologische 168
Melanom, malignes (L) 21
Mesenchymom, malignes (M) 195
Mesotheliom in situ (P) 131
Mesotheliom, malignes (Perikard) 190
–, – (P) 130
–, –, biphasisches (P) 129
–, –, desmoplastisches (P) 129
–, –, diffuses (P) 132
–, –, –, fibröses (P) 132
–, –, epitheloides (P) 129
–, –, fibröses (P) 132
–, –, sarkomatöses (P) 132
–, –, sarkomatoides (P) 130
–, –, schlecht differenziertes (P) 131
–, –, spindelzelliges (P) 132
–, –, undifferenziertes (P) 131
–, –, ungewöhnliche Varianten (P) 131
Mesotheliomdiagnose, Sicherheit (P) 128
Mikrokarzinom (L) 69
Minimaldokumentation (L) 110
– (M) 205
– (P) 159
Mischtumor, maligner (L) 44
Morphologie, neuroendokrine (L) 18
Mukoepidermoidkarzinom (L) 50
– (Th) 181
Myokardtumoren, maligne 190

N

Narbenkarzinom (L) 15, 27
Nebenschilddrüsentumor, ektoper 195
Nervenscheidentumor, maligner peripherer (MPNST) (M) 194
–, –, – mit rhabdomyoblastischer Differenzierung (M) 194

Neuroblastom (M) 194
Neuroendokrine Differenzierung (L) 18
Neuroendokrine Morphologie (L) 18

O

Oat-cell-Karzinom (L) 50

P

Pancoast-Tumor (L) 15
Paraneoplastische Syndrome, bei Lungenkarzinomen 29
–, bei malignen epithelialen Thymustumoren 183
–, bei malignem lokalisiertem fibrösem Pleuratumor 129
–, bei malignen neuroendokrinen Thymustumoren 188
Perikardtumoren, maligne 190
Plattenepitheldysplasie (L) 27
Plattenepithelkarzinom (L) 22, 24, 46
–, basaloides (L) 24, 45
–, in situ (L) 27, 45
–, klarzelliges (L) 24, 45
–, kleinzelliges (L) 24, 45
–, mit neuroendokriner Differenzierung (L) 24
–, nichtverhornendes (L) 24, 46
–, – (Th) 180
–, papilläres (L) 24, 46
–, verhornendes (Th) 180
Pleurafibrom, malignes fibrohistiozytäres 132
Pleuratumoren, maligne, anatomische Ausbreitung nach Therapie 146
–, –, anatomische Ausbreitung vor Therapie 134
–, –, C-Faktor 145
–, –, Diagnostik des malignen lokalisierten fibrösen Tumors 154
–, –, Diagnostik des malignen Methelioms 148
–, –, Dokumentation 159
–, –, –, erweiterte 160
–, –, Grading 133
–, –, Hinweise zur Klinik 129
–, –, klinische Information für pathohistologische Untersuchung 158
–, –, Klassifikation, makroskopische 126

–, –, Lokalisation des Primärtumors 125
–, –, Lymphknoten, regionäre 125
–, –, Minimaldokumentation 159
–, –, Prognosefaktoren, maligner lokalisierter fibröser Tumor 157
–, –, –, malignes Mesotheliom 156
–, –, Stadieneinteilung kombiniert mit R-Klassifikation 147
–, –, Stadiengruppierung für malignes Mesotheliom 142
–, –, Stagingsystem für lokalisierte fibröse Tumoren 145
–, –, Therapie, maligner lokalisierter fibröser Tumor 155
–, –, –, malignes Mesotheliom 150
–, –, TNM/pTNM-Klassifikation 154
–, –, Typing 127
Prognosefaktoren, Karzinoidtumoren (L) 104
–, Keimzelltumoren (M) 193
–, kleinzelliges Karzinom (L) 85, 96
–, maligne epitheliale Thymustumoren 183
–, maligner lokalisierter fibröser Tumor (P) 157
–, maligne neuroendokrine Thymustumoren 189
–, maligne neurogene Tumoren (M) 194
–, Mesotheliom, malignes (P) 156
–, molekulare und biologische (L) 103
–, nichtkleinzellige Lungenkarzinome 95, 99
Prognosegruppen, Marburger (kleinzelliges Lungenkarzinom) 84
Prognostic-Factor-Risk-Index (nichtkleinzellige Lungenkarzinome) 80
Prognostic-Staging-System (kleinzellige Lungenkarzinome) 82
Pulmoblastom (L) 50

R

Regressionsgrading, histologisches, Allgemeines 3
–, –, Lungentumoren 52
Residualtumor-(R)-Klassifikation s. Anatomische Ausbreitung nach Therapie
Rhabdomyosarkom (M) 195
– (Myokard) 190
Riesenzellkarzinom (L) 23, 47

Rundzelltumor, desmoplastischer (L) 47
–, – (P) 128

S

Schilddrüsentumoren, ektope 195
Segmentbronchien 10
Seminom (M) 193
SETTLE siehe Tumor, spindelzelliger epithelialer mit thymusähnlichen Elementen
Siegelringzelladenokarzinom (L) 25, 47
Spindelzellkarzinom (L) 23, 48
– (Th) 181
Submesotheliom, malignes (P) 132
Stadieneinteilung kombiniert mit R-Klassifikation für Pleurameotheliom 147
Stadiengruppierung, Keimzelltumoren (M) 173
–, Lungenkarzinome 66
–, maligne epitheliale Thymustumoren 171
–, malignes Mesotheliom (P) 142
Stagingsystem, lokalisierte fibröse Pleuratumoren 145
Sulcus-superior-Tumor 15
Synovialsarkom (M) 195

T

Teratom (M) 193
Teratom, unreifes (L) 21
Therapie, Herztumoren 199, 201
–, Keimzelltumoren (M) 201
–, Karzinoidtumoren (L) 94
–, Lungenkarzinom, endoskopische Verfahren 9
–, –, kleinzellig 87
–, –, nichtkleinzellig 89
–, Neuroblastom (M) 203
–, neurogene maligne Tumoren (M) 203
–, Pleurameotheliom, malignes 150
–, Pleuratumor, maligner lokalisierter fibröser 155
–, Thymustumoren, maligne epitheliale 197
–, Thymustumoren, maligne neuroendokrine 197
Thymoliposarkom (M) 195
Thymom, malignes 175, 178, 182

–, –, atypisches 180
–, –, epitheliales 180
–, –, gemischtes 179
–, –, kortikales 179
–, –, kortikomedulläres 178
–, –, lymphozytenreiches 179
–, –, lymphozytisches 179
–, –, medulläres 179
–, –, organoides 179
–, –, spindelzelliges 179
–, –, squamoides 180
–, –, Typ I 176
–, –, Typ II 176
Thymuskarzinom 176, 180, 182
–, gut differenziertes 177
–, kombiniertes 177
Thymustumoren, maligne, epitheliale, anatomische Ausbreitung vor Therapie 170
–, –, –, Diagnostik 196
–, –, –, ektopische 128, 183
–, –, –, GETT-Stadiengruppierung 172
–, –, –, Grading 182
–, –, –, Gruppeneinteilung, prognostische 184
–, –, –, Häufigkeit 175, 182
–, –, –, Klassifikation, histologische, ABC- 177
–, –, –, –, –, Allgemeines 175
–, –, –, –, –, amerikanische 178
–, –, –, –, –, europäische 178
–, –, –, –, –, LB- 175
–, –, –, –, –, Systematik 178
–, –, –, Klinik 182
–, –, –, makroskopische Klassifikation 170
–, –, –, Prognose 183
–, –, –, Stadieneinteilung nach Masaoka et al. 172
–, –, –, TNM/pTNM-Klassifikation 171
Thymustumoren, maligne, neuroendokrine, Diagnostik 196
–, –, –, Gruppeneinteilung 189
–, –, –, Häufigkeit 186
–, –, –, Klassifikation, histologische 186
–, –, –, Klinik 188
–, –, –, Prognose 189
–, –, –, Therapie 197
TNM/pTNM-Klassifikation, Lungenkarzinom 54
–, maligne epitheliale Thymustumoren 171

–, malignes Pleuramesotheliom 154
Triton-Tumor, maligner (M) 194
Tumor, desmoplastischer kleinzelliger (L) 50
–, germinaler siehe Keimzelltumoren
–, maligner lokalisierter fibröser (P) 129
–, maligner neurogener (M) 194
–, primitiver neuroektodermaler (PNET) (M) 194
–, pulmonaler endodermaler (L) 50
–, spindelzelliger epithelialer mit thymusähnlichen Elementen (M) 181
Tumorklassifikation, Allgemeines 1
Tumorlets (L) 28
Tumortypen siehe Typing, histologisches
Typing, histologisches, Allgemeines 2
–, –, Herztumoren 190
–, –, Keimzelltumoren (M) 192
–, –, Lungentumoren, Algorithmen zur Bestimmung 19
–, –, –, Definitionen und Hinweise zur Klinik 30
–, –, –, Grundprinzipien 16
–, –, –, Haupttypen 17, 22
–, –, –, obsolete und veraltete Bezeichnungen 49
–, –, –, Synonyme 49
–, –, –, Systematik 19
–, –, Mediastinaltumoren, maligne neurogene 194
–, –, –, sonstige maligne 194
–, –, Pleuratumoren, Definitionen und Hinweise zur Klinik 129
–, –, –, Synonyme 132
–, –, –, Systematik 127
–, –, Thymustumoren, maligne epitheliale, ABC-Klassifikation 177
–, –, –, –, Allgemeines 175, 178, 182
–, –, –, –, Klassifikation amerikanische 178
–, –, –, –, –, europäische 178
–, –, –, –, Klinik 182
–, –, –, –, WHO-Klassifikation 175, 178
–, –, –, maligne neuroendokrine, Allgemeines 186
–, –, –, –, Klinik 188
–, –, –, –, Systematik 186

V

Vorläuferläsionen (L) 27

W

Weichteiltumoren, maligne (L) 21
–, – (M) 194
–, – (Myokard) 190
–, – (P) 128

Z

Zystadenokarzinom, muzinöses (L) 25, 48

Druck- und Bindearbeiten: Stürtz AG, Würzburg

MIX
Papier aus verantwortungsvollen Quellen
Paper from responsible sources
FSC® C105338

If you have any concerns about our products,
you can contact us on
ProductSafety@springernature.com

In case Publisher is established outside the EU,
the EU authorized representative is:
**Springer Nature Customer Service Center GmbH
Europaplatz 3, 69115 Heidelberg, Germany**

Printed by Libri Plureos GmbH
in Hamburg, Germany